大森隆史

発達障害を治す

JN263086

幻冬舎新書

355

はじめに

一九六〇年代、「サイモン&ガーファンクル」という二人の男性のシンガーグループが、「The Sound of Silence（静寂の響き）」というタイトルの曲で、人と人とのコミュニケーションを表現しました。

この曲の中に、

People talking without speaking
People hearing without listening

という歌詞があります。

発達に問題があり、言葉を持たない子どもたちと初めて診察室で接したとき、この歌詞の内容、「人々は語ることなく会話をし、人々は聞き耳を立てることなく聴きとっていく」が私の脳裏を横切りました。

言葉にならない言葉で、必死に何かを伝えようとする子どもたちを前にして、言葉でしか子どもたちの考えを理解することができない私は、一瞬たじろいでしまいました。

これが、一般内科医である私と、自閉症と診断された子どもたちとの最初の出会いです。

日常の診療ではごく普通のことだと信じて疑わなかった、言葉を用いて状態を聞き出すということができないのです。このときから、言葉で伝えることができない子どもたちの思いを、その行動から何とか読み取れないものかと模索する日々が始まりました。

最初のきっかけは、二〇〇四年、あるテレビ番組が放送された翌朝、私のクリニックに届いた大量の電話やメール、ファックスでした。その番組を見ていなかった私は当初、いったい何が起きたのだろうと驚くばかりでした。「毛髪ミネラル検査を受けたい」との希望が殺到していたのです。

番組の中では、「自閉症と診断された子どもたちが水銀に汚染されていて、その水銀を除去することで症状が改善した」という説明がされていたようです。

その当時、毛髪ミネラル検査を実施しているクリニックはまだ少なく、自閉症のお子さんを持つ親御さんたちが、検査をどこで受けられるのかを必死に調べた結果、私のクリニックにたどり着いたのでしょう。自閉症の診療実績のない私に診療依頼をしているわけではなく、ただ、毛髪中の水銀濃度を知りたいとの一心で連絡をしてきたものと思われます。

実際に子どもたちの毛髪ミネラル検査を行って、その結果を家族に説明する際、水銀濃度が高かった場合は、当然、その排出方法についての質問を受けました。さらに、水銀を除去する治療によって、目の前で動き回っている子どもの状態がどのように変化するのかについての説明を求められたのです。

しかし、当時の私には、その治療効果について自信を持って説明できるような知識や経験はありませんでした。

でも、私には、三十年以上前に在籍していた大学の工学部研究室で、産業排水中の水銀などの有害重金属処理について研究した経験がありました。その経験をもとに、診療に「デトックス（排毒）」という考え方を取り入れていたのです。

とりあえず、毛髪ミネラル検査の結果をもとに水銀を体外に排出するデトックスの方法を伝えつつ、それに伴う変化を説明するために必要な資料を集め始めました。

ところが、国内にはその資料が十分にはないと理解するのに、それほど時間はかかりませんでした。専門書にも、一般書にも、具体的な説明はほとんどなかったのです。

その一方で、インターネットにアクセスすると、アメリカを中心とする国々のホームページに多くの情報が存在することが分かってきました。さっそくアメリカ人の知人に会って自閉症の話をすると、近々アメリカで自閉症治療のカンファレンスがあることを告げられたのです。すぐにそのカンファレンスへの申し込みをして、参加しました。


アメリカの会場には数百人もの人々が集い、医療関係者や、自閉症を含めた発達障害の子どもを持つ親たちが、治療に関するさまざまな発表をするなど、実りのある議論が行われていました。日本国内では「自閉症の治療はない」と聞いていただけに、その治療内容は驚くことばかりでした。

パワーポイントを使って自分の子どもの様子を映し出し、熱心にその治療過程を説明する母親もいました。一区切りの発表が終わり、休憩時間となった会場に残っていると、その方が話しかけてきて、「どこから来たの？　どんな治療を行っているの？」と質問されました。「私は日本から来ましたが、日本国内では治療というものはなく、あるのは療育だけなのです」ということを伝えると、目をくるくるさせてびっくりした顔をします。

もちろん、それ以上に驚いたのは私です。環境汚染物質による影響が考えられることについては、インターネットを通じて情報を仕入れていましたが、このカンファレンスで発表された遺伝子関連の内容については、まったく知らないものでした。

インターネットによって、世界中の情報がいながらにして手に入ると思っていた私は、日本に、いまだ鎖国状態に近いものが存在していることを実感せざるをえませんでした。その鎖国とは、過去にあった物理的な鎖国ではなく、情報鎖国ともいえる現代的なバリアーであったのです。

その情報鎖国の中、具体的には情報の非対称性（情報を多く持っている専門的な人々と、情報を十分に持っていない一般の人々の間にある関係性）という構造が存在し、それがさまざまに形を変えて、情報流通の中に存在していることも分かってきました。情報の非対称性を克服し、日本の子どもたちや、その親たちが置かれている状況を少しでも改善して、実際的な情報を手にできるようにしたいと、そのときから数年間の格闘が始まったのです。

具体的には、インターネットの医学情報検索サイトPubMedを通じて、科学的な手続きにのっとって報告された論文をできるだけ多く検索し、その内容をもとにして検討しました。自閉症治療に対しては門外漢だった私は、かなり広範囲な領域の情報にまでアクセスせざるをえませんでした。小児精神医学、脳科学、分子遺伝学、分子栄養学、さらには毒性学、そしてキレート化学などを含めた広範囲の分野に情報を求め、合計一万件以上の抄録、論文に目を通しました。

その過程で、単なる「点」だった知識が次第に「線」によってつながって平面となり、その平面が組み合わさって立体になってくることを実感しました。それは、静寂の響きの中に佇《たたず》んでいた子どもを取り囲んで包み込むような立体です。天空に浮かぶ一個ずつの星が集まって星座を作り、さらに大きな銀河集団へと広がっていくようにも感じました。

世界中の研究者がそれぞれ異なる立場で基礎研究を行ってきた内容をインターネットで検索して情報を得ると同時に、日常の臨床の現場では、さまざまな年齢の発達障害の子どもたちと接してきました。その中から得られた知見をもとにして推論を行った結果をこの本には記しています。

本書でお伝えしたいことは二つです。

発達障害であっても、発症の原因が分かれば治療はできるということ。

そして、私が現在考えている発症の原因は、**遺伝子多型**と**環境的な要因**の**相乗作用**であるということです。

ある意味で、日本における今までの発達障害の現状に、異を唱えることになる。それは覚悟しています。

動物や細胞を使用して行われた多くの研究報告は、科学的な真理に基づいた事実です。

それを踏まえ、人間での検討が確実になって初めて、自閉症を含む発達障害の発症メカニズムから治療までの理論の構築がなされます。

しかし、現時点では、生活している子どもたちの脳内の活動を正確に分析することは不可能です。その一方で、理論の構築のスピードを超え、未処理の問題を抱えた子どもたちが急増していることもまた事実なのです。

少しでも情報の非対称性を克服し、今、世界では、発達障害についてどのような研究が行われているのかを関係者の皆さんに広く知っていただき、さらにクリニックで行っている遺伝子的栄養療法が効果的であることをお伝えするだけでも大きな意味があると信じて、この本の執筆を決意しました。

その後、サイモン&ガーファンクルは、「明日に架ける橋」という大ヒット曲を生み出しました。

その曲の中に、

I'm on your side.

Like a bridge over troubled water
I will lay me down.
という歌詞があります。
静寂の中に立ち尽くす子どもたちにとって、本書が「明日に架ける橋」の一助となることを心から願っています。

発達障害を治す／目次

第四章　発達障害の検査と治療　137

編集協力 中村裕美(羊カンパニー)
図版作成・DTP 美創

精神疾患の病名について

二〇一三年、アメリカ精神医学会が精神疾患の新たな診断基準DSM-5を策定しました。これに伴い、日本精神神経学会は精神疾患の病名に関し、用語統一を検討しました。その結果、二〇一四年五月、パニック障害を「パニック症」、注意欠陥多動性障害（ADHD）を「注意欠如・多動症」、アスペルガー症候群や自閉症を「自閉スペクトラム症」に統一、性同一性障害を「性別違和」、拒食症を「神経性やせ症」とするなどの指針が公表されましたが、発達に関する問題を抱えた子どもたちの医療環境は変わっていません。

本書では混乱や誤解を避けるため、あえて、従来使用され定着している「発達障害」という名称を使用しました。

第一章

発達障害と治療をめぐる日本の現実

「発達」における「障害」とは？

ヒポクラテス以来の医学・医療において、その目的の一つは「病気を治療する」ことでした。

一般に、医師が患者を診療する際にはまず、症状や検査結果などから診断基準に照らして病名を診断します。そして、病気になった原因を明らかにし、効果的な治療法を検討します。そのうえで、実際に治療を行い、それでも治らない場合は病気に伴う苦痛を軽減する方法で対処するのです。痛みや発熱などの症状を抑える投薬もその方法の一つで、これらは「対症療法」と呼ばれてきました。

ここで「治療する」という言葉をなにげなく使いましたが、治療という行為が医療行為にあたると判断されると、医師法の縛りを受けます。

「療」という言葉には、病気を改善させる、病気を取り除くという意味があり、「治」という言葉には、整理する、管理するという意味が含まれています。つまり、「治療」とは、患者の病気の原因を取り除き、その後の身体を管理するということになります。

一方、発達障害の分野において、日本では「治療」という言葉はあまり使われません。それに代わって、「療育」という言葉がよく使われます。この療育というのは、治療の「療」と教育の「育」を合体させたような言葉です。辞書で調べると「障害を持つ子どもたちが社会的に自立することを目的として行われる医療と保育」「障害児が医療的配慮のもとで育成されること」などと説明されています。

通常、医療の現場では、病名の診断がつくと治療計画を立て、投薬による内科的治療や、手術などを行う外科的治療の選択を行います。それらの治療を行い、ある程度の期間が経過したときに初めて、その治療効果の評価が行われ、病気が治癒したのか、まだ症状が残っているのか、残っているとしたらその症状はどれくらいの期間続くのかなどを判断します。そして、ある程度の期間治療しても病気の原因を取り除くことができず、健康的な状態に戻らない場合に、「障害」が残ったとするのです。

それでは、子どもたちの発達において「障害」と判断される場合はどうでしょう。これまで説明してきたような一般診療の手順を踏んでいるのでしょうか。

子どもたちの発達に問題が感じられたときは、各種の心理的な検査などを行い、基準に照らして診断がなされています。しかし、その診断をもとに発症メカニズムが検討されて、治療が行われているかといえば、答えは「否」です。

私がそう答えるのには理由があります。さまざまな医療機関で、専門の医療関係者から「治療法はありません」と言われたという家族の話を繰り返し聞いてきたからです。

家族は多くの場合、「自閉症やＡＤＨＤなどの発症メカニズムについてはまだ解明されていません。一部の子どもたちが受けている現在の『治療』は、リタリンやコンサータという薬剤を服用することです。ただし、これらの薬剤がどのように働くのかについても十分に分かってはいません」と説明されます。そしてほとんどのケースで「治療法がないので、療育をしっかりと行ってください」と伝えられるのです。

こうした状況から判断すると、発達障害に関しては、医学・医療における「治療」というものは十分に行われていないといわざるをえません。

そして、発達障害に関する書籍などが増えて、多くの人々に認知されるようになっても、発達「障害」という言葉自体への疑問に触れているものはほとんど目にしません。各種の検査によって「自閉症」と診断されても、その後の治療は行われない。それなのに、なぜ「障害」と判断されるのか、甚だ不思議です。これは私が一般内科医という門外漢だから感じる疑問なのでしょうか。

私が十年ほど前に訪れたアメリカのカンファレンスでは、積極的に発達障害の発症メカニズムが検討され、それに基づいて行われている治療法がすでに説明されていました。それは、脳神経の成長に影響する遺伝的要因や環境的要因を考慮して、神経細胞の生命活動に必要なビタミンB群などの栄養素を治療的に（通常の必要量より多めの量を）与えるという神経生物学的なアプローチでした。

もちろん、発達心理学に基盤を置く療育的な発表も行われていましたが、神経細胞レベルの生物医学的な取り組みのほうが多く見られました。

少なくともアメリカにおいては、本来の医学的な考え方にのっとって、発達障害の発症メカニズムを検討してそれに即した治療を行うというプロセスが守られていたのです。

そして、治療が行われた結果、症状が改善するというケースについても報告されていました。この場合は、「障害」という診断は必要でなくなる可能性もあるのです。

「情報鎖国」日本の不思議

これに対して、日本国内での数少ない発達障害の勉強会などに参加すると、基本的な診断基準や症状などについての情報は入手できますが、もっとも知りたい「発症の原因」については「研究途中のことなので、よく分からない」と説明されます。残念ながら、私の知る限り、発症原因やメカニズムについて議論するということはほとんどありません。

現在、世界的には、遺伝子研究の立場から発症原因の探究が続いており、時折、「自閉症の原因遺伝子を解明、治療に大きな貢献」というような見出しを新聞紙上で見ることがあります。しかし、よく調べると、その報告は原因と考えられる一部の遺伝子解析であり、それですべてが解決するとは思えない記事が大部分です。研究が進むにつれ、さらに疑問点、問題点が明らかになるというのが、研究の常でもあるでしょう。

しかし日本では、原因究明の議論さえされていないのですから、治療法についての研究などは推して知るべし。ほとんど進んでいません。私が読み込んだ一万件以上の論文や抄録の中に、日本人研究者によるものはわずかでした。

それどころか私が何よりも驚いたのは、こと発達障害の分野においては、海外の最先端の研究に関する情報が日本にはほとんど伝わっていないことです。

日本国内にいても、インターネットで世界の情報が手に入ると思い込んでいた私にとって、これは大きな驚きでした。表面的な情報はすぐに手に入っても、利害が絡むような情報や、高度な専門的判断が必要になる情報に関しては、入手することや内容を理解することが難しいのです。これほどの情報化社会にあっても、多くの一般の人たちにとっては、まるで「情報鎖国」で暮らしているかのように、不十分な情報しか手に入らないのです。

私は、アメリカのカンファレンスに参加して初めて、その現実を思い知りました。医師として、基本的な医療知識を持ち、医療現場で仕事をしてきてもそうなのです。発達障害の子どもを持ち、途方に暮れている家族にとってはさらに、情報鎖国から抜け出すハードルは高いことでしょう。

一九〇〇年代の初め、東京帝国大学の精神科教授だった呉秀三氏は、当時の日本の精神科医療に対して、「我が邦《くに》十何万の精神病者は実にこの病を受けたるの不幸のほかに、この邦に生まれたるの不幸を重ぬるものというべし」という言葉を残しています。

今後、日本国内で生活する発達障害の子どもたちが、このような不幸に陥らないことを願ってやみません。

発達障害は本当に原因不明?

それでは、発達障害の原因は本当に不明なのでしょうか?

それを考える前にまず、一般的な病気の発症要因について考えてみましょう。

通常、ある病気の「なりやすさ」は、遺伝的な要因と環境的な要因が相互に作用していると考えられます（図1）。たとえば、生活習慣病の一つ、高血圧症にしても、食事を

図1　病気のなりやすさ

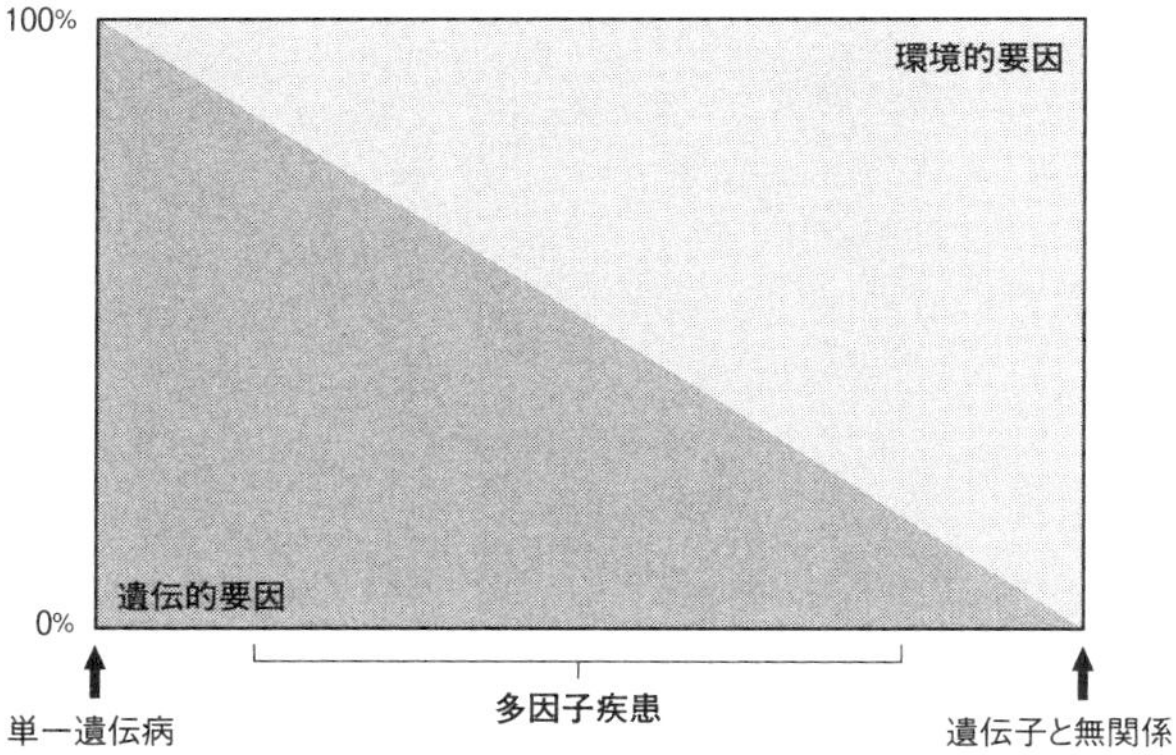

多くの病気は、遺伝的要因と環境的要因のさまざまな原因から起こる多因子疾患である。

含めた生活習慣の環境的要因の土台には、遺伝的な要因があると考えられています。それぞれの影響の度合いは人によって異なります。

　発達障害についても、同じように考えられるのではないでしょうか。

　一つには、遺伝的な要因があります。次章で詳しく述べますが、現在は世界的に、遺伝子レベルでの原因探究が中心になっています。

　しかし、それだけではありません。私は、発達障害について調べ、子どもたちを診療してきた過程で、環境的な要因についても考慮する必要があると思い始め

図2　カリフォルニア州での自閉症児発症数変化

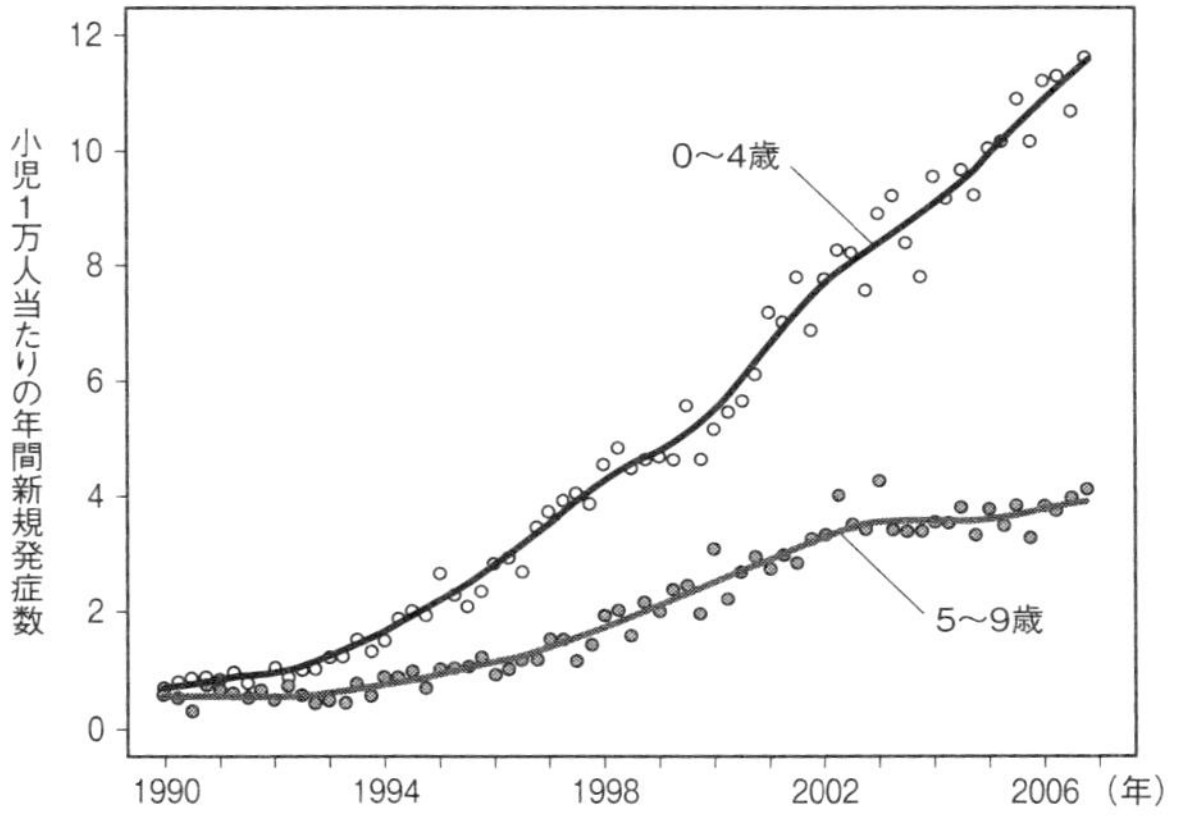

1990年代途中からの自閉症発症数増加が顕著になっている。年間の新規発症数（罹患率）は1万人当たり10人を超え、発病総数（有病率）では、1万人当たり50〜60人を超えている。

出典：I. Hertz-Picciottoa, et al. Epidemiology 20(1), 84-90(2009). より

ました。

その背景として、一九九〇年代後半から、世界的に発達障害の子どもたちが増加し始めたという事実があります。それ以前にも同じような症状の子どもたちはいたという説もありますが、一九九〇年代後半に入ってからその増加の程度は明らかに加速していることが、データからも分かります（図2）。

診断基準が明確になったために増加してきたと指摘する専門家もいますが、はたしてそうで

しょうか。環境の変化による増加ということは考えられないのでしょうか。

また、海外の発達障害の研究の一部には、毒性学と関係しているものがあります。毒性学というと、過去には水俣病やイタイイタイ病、油症事件、ヒ素中毒事件などの解明に役立ってきました。そのような環境的な要因を探ることにつながる毒性学が、子どもたちの発達障害に関係すると考えられているのです。

多彩な症状が原因特定を難しくする

発達障害の原因究明を難しくしていることの一つに、症状があまりにも多岐にわたり、個人差が非常に大きいということが挙げられます。

一人の人間の身体に、一つの原因から同時に複数の異なる症状が起きる病気の状態を「症候群」といいますが、発達障害の場合も、一人の子どもに複数の症状が生じてきます。そして、個人によって、その症状の組み合わせが異なることも多々あるのです。

症状の一部が重なり、一部が異なるということから、発達障害に含まれる診断名を並べていくと、あたかも光を分解したスペクトラムのように変化します。このことから、現在では一連の症状は「自閉スペクトラム症」と呼ばれています。

この連続的に変化して見える症状の背後にある発症メカニズムを特定するのは、容易なことではありません。それゆえに、まだ十分な解明がなされていないのです。

発症した子どもたちは、自分自身の症状を言葉などで詳しく表現することができません。そのため、子どもたちが示すさまざまな行動に対して、周囲の大人たちはなぜそのような行動をするのか悩んでしまいます。子どもたちが脈絡なく行動しているように見えることも少なくないのです。

しかし、それぞれの子どもたちの行動には意味があり、その原因となるメカニズムは見えないところで地下茎のようにつながっている可能性があります。そして複雑に見える症状でも、できる限り症状の原因を一元的に検討できるのではないかと私は考えています。

なおこの本の中では、必ずしも診断基準としては正確ではありませんが、分かりやすくするために、学習障害、ＡＤＨＤ、そして広汎性発達障害（一部に自閉症あり）を含めて「発達障害」という言葉を使用しています。

子どもの脳内を調べることの難しさ

発達障害において確実にいえることは、子どもたちのさまざまな症状には脳内の神経細胞や脳内物質の働きが関係しているということです。

しかし、ここでもまた、大きな壁が立ちはだかります。

子どもたちの脳内で何が起きているのかを科学的に調べるのは、非常に難しいのです。ほかの、たとえば内科的な疾患などでは、血液検査やCT検査などを行うことで、ある程度の診断をつけられます。

これに対して、脳の中の変化というのはとても分かりにくいのです。脳というのは大変重要な場所ですから、特別に守られています。血液と脳の間には「血液脳関門」と呼ばれる関所があって、血液中の物質を簡単には脳に通さないし、脳の情報も簡単に血液中には出てきません。つまり、脳の中で何か変化が起きていても、すぐに血液中には反映されないのです。

たとえば、発達障害の症状にも関係していると思われるドーパミンという脳内物質も、脳の中の量というのは血液では測定ができません。脳から脊髄に流れている髄液を採取すればある程度のことは分かりますが、リスクも高く、通常の検査としてはまず行われないでしょう。

その結果、脳のさまざまな状況を判断するときは、厚い壁を隔てて遠くから脳に触れているようなもどかしさが常にあります。

発達障害の子どもたちは、外見上では判断できません。血液検査でも何も分からない。そうなると結局、症状から、診断基準に合わせて診断するということしかないわけです。

そして、その診断基準もまた、微妙に変わってきています。二〇一四年五月には、アメリカの診断基準の改訂により、発達障害の一種とされてきた「アスペルガー症候群」の分類が消えたという報道も記憶に新しいでしょう。

環境要因説をめぐる日本と世界の差

発達障害の発症には、環境的な要因が関わっているのか、否か。これについては、過去にもずいぶん世界的な論争が繰り広げられてきました。

その一つに「自閉症の水銀原因説」というものがあります。自閉症患者の毛髪や爪の水銀値に異常が見られることが多く、体内にたまった水銀による中毒症状の一つとして自閉症の症状が引き起こされているという考え方です。予防接種ワクチンの防腐剤として微量に含まれている水銀化合物のチメロサールや歯科用金属のアマルガムなどが原因経路として挙げられ、アメリカやイギリスでは過去に訴訟も起きています。

しかし、現在、日本国内で出版されている自閉症に関する書籍などを読むと、その多くに「今では、自閉症水銀原因説は否定されている」との記述が見受けられます。

本当にそうなのでしょうか。少なくとも、世界の最新論文を数多く読み込んでいる私には、そう簡単に結論が出る問題ではないように思われます。

たとえば、アメリカでは、過去に問題になったワクチン中の水銀防腐剤であるチメロサールの有害性に関する研究や議論が今も続いていますが、日本国内にはそれらに関する情報はほとんど入ってきません。それどころか、厚生労働省が医療機関向けに通達した情報には、チメロサールのことにはまったく触れていない海外の論文が誤って引用され、「チメロサールは発達障害との関連性はない」とされてしまいました。このあまりにも初歩的な誤りが、そのままほかの書籍などにも引用され、広まっているというのが日本の現実なのです。

水銀だけではなく、鉛やPCB、ダイオキシンなどの環境汚染物質が子どもの脳に与える影響に言及している論文は、世界的には決して少なくありません。日本でも、そろそろ発達障害の環境要因についての思考停止状態から抜け出し、広く世界の情報に目を向けて、もう一度考えてみることが必要なのではないでしょうか。

「治療はできないから療育を」への疑問

日本では残念なことに、「治療法はない」という前提に立って、治療に取り組まずに、発達障害と決めつけてしまうケースが非常に多いということをお話ししました。

もし、治療が行われていれば、症状が改善するのではないか、回復の余地があるのに治療が施されないというのはあまりにもおかしいのではないか、というのが私の率直な思いです。

もう一つ、私が非常に疑問に思うのは、発達障害の子どもたちに対して「治療を試みるべきではない」と発想する人がいるということです。そういう人たちの多くは、「子どもたちを変えよう（治そう）とするのではなくて、社会が変わらなくてはいけないのだ」と主張します。

発達障害の子どもを持つ親御さんのブログなどを読んでいても、治療に対して抵抗感を持っている方が少なくありません。必要なのは、治療ではなく「療育」。社会に適応できるようリハビリをして、その子どもが適応しやすい社会環境をつくっていくことが大切なのであって、発症の根本的なメカニズムにまで踏み込み、それを解明して治療していこうなどという努力には意味がない、と考える方たちもいらっしゃいます。

もちろん、その気持ちは分からなくはありません。でも、そこには「絶対に治らない」という諦めがあるような気がしてならないのです。

医療関係者も、心理カウンセラーも、治すための努力を最大限にしたうえで、それでもダメだったというのなら分かるのですが、私の目にはどうもそうは見えない。初めから「発症のメカニズムが分からないから治療法はない、だから治らない、あとは療育しかない」と決めつけ、それをそのまま家族は受け取って、諦めてしまっているように思えるのです。

ほかにできることは本当にないのでしょうか。諦める前に、海外の情報などをもっと積極的に取り入れて、原因解明や治療に役立てることはできないのでしょうか。そのような素朴な疑問から、私なりの発達障害への取り組みを始めました。

次章からは、今の私がたどり着いた、発症メカニズムの仮説についてお話ししようと思います。

第二章　発達障害の「なぜ？」に答える

症状の背後には必ず原因がある

私は今、何らかの問題を持つ子どもたちと日々接しながら、このように考えています。子どもたちの脳の中で、脳神経が糸玉のように絡み合って、それがさまざまな症状を引き起こしています。

この糸玉を丁寧にほぐさずに、二カ所の糸口を力いっぱい引っ張ってみると糸玉は小さくなりますが、絡まりはさらに強くなってしまいます。

最初はちょっとした「個性」という状態であっても、絡まりがうまく解消できないと「問題」となっていきます。成長の時間経過の中で、この問題が解決できずに、絡まりが強固なものになって元に戻りにくく、不可逆的になると「障害」となってしまうのです。

絡まりが軽いうちに、できるだけ速やかにほぐす必要があるのはいうまでもありません。絡まりがほぐせないままの状態でトレーニングを行ったとしても、絡まりはもっと強くなり、最後には糸が切れてしまう危険性があります。

できるだけ早い時期に脳神経の絡まりを見つけ、それを少しずつゆるめながら、そこに何らかの効果的な治療を行っていくことが重要です。

結果としての絡まりがあるなら、必ず絡まるきっかけや原因があるはずです。そのきっかけや原因を早期発見し、結果を早期改善することで子どもたちの脳神経の発達をバックアップする必要があります。

これは単なるイメージやたとえ話ではありません。

絡まりとは何か。ほぐすことはできるのか。それを考えるために、絡まりがどのようにしてできるのかを可能な限り検討してみました。


本来なら、「少し活発な子ども」という程度の個性に、何らかの荷重が生じて問題行動となり、さらには障害という医学的な評価が行われます。

発達障害とひと言でいっても、その症状や程度は非常にさまざまで、一人の子どもに複数の症状が現れたり、症状の一部が重なり一部が異なる子どもたちが存在したりもするため、発症メカニズムの解明が非常に難しいということはご存知の通りです。

現代では、さまざまな病気の原因を探るために、身体の設計図である遺伝子レベルでの変化を最先端技術によって解析し、原因の解明に近づこうとすることが一般的になりつつあります。

発達障害についても、世界中で原因遺伝子の探索が行われていますが、まだ画期的な成果は現れていません。

しかし、そんな中で分かってきたことは、発達障害は一カ所の遺伝子のみが原因となる一遺伝子疾患ではなく、複数箇所が関係する多因子・多遺伝子疾患ではないかということです。

さらに最近では、原因が遺伝子の問題だけでなく、環境も関係するという考えを表明する研究者も増えているのです。

「遺伝的要因」と「環境的要因」の相互作用

十年ほど前、私がアメリカで参加したカンファレンスの内容は、日本国内での発達障害に対する考え方とは大きく異なっていました。日本国内での発達障害への取り組みは療育中心ですが、アメリカのカンファレンスでは根本的な解決に踏み込んで議論されていました。

子どもたちの発達に課題が生まれる原因の一つとして、チメロサールという有害な水銀防腐剤の影響を考慮する一方で、「遺伝子多型検査」のデータの解釈についての議論が積極的に行われていました。

環境汚染物質である水銀と子どもたちの脳の発達とが結びつけられて、普通に議論されていることに意外性を感じると同時に、それまで聞いたこともなかった「遺伝子多型」の話には理解できないところもあって、一瞬、気持ちが滅入ってしまったことをおぼえています。アメリカと日本の隔たりの大きさと深さは予想以上であると感じました。発達障害の診断や治療に関しては、日本とアメリカでは十年以上もの隔たりがあるように思いました。

その当時から十年近くが経過しようとしています。欧米では、脳神経に対して、毒素などによる炎症反応の影響を考慮し、デトックスと栄養補助との両面からのアプローチへとさらに進んでいますが、日本の状況はほとんど変化せず、最近では二十年くらいの差がついているように見えます。

アメリカでの経験から、水銀、鉛、ＰＣＢ、ダイオキシンなどの環境汚染物質による子どもたちの脳への影響という環境的な要因に加え、遺伝的な個人差である「遺伝子多型」という考えを診療の中心に据えなければ、発達障害は解決できないと確信するようになりました。

しかも、発達障害における遺伝的な要因と後天的な環境要因は、非常に深く影響し合っていると考えられるのです。

皮膚や筋肉など、人間の身体の基本構造を作り、さらにさまざまな酵素やホルモン受容体、神経伝達物質受容体などの材料になっているのが「タンパク質」です。このタンパク質を作る設計図である遺伝子からは、まずＤＮＡの塩基の組み合わせをもとにアミノ酸が決定され、このアミノ酸がつながってタンパク質が生成されます。

遺伝子にはわずかな個人差があり、これによってタンパク質を構成するアミノ酸にバリエーションが生じることがあります。これが「遺伝子多型」というものです。つまり、遺伝子多型とは、タンパク質レベルでの個々人の違いのことなのです。

それが体質というようなものとして出現する場合があります。

たとえば、お酒をたくさん飲んでもあまり変わらない人もいれば、ほんの少量飲んだだけで真っ赤になってひっくり返りそうな人もいます。では、お酒を飲めない人は病気なのかというとそうではありません。ただ、お酒が苦手な体質なのだと理解されます。

実はこれは、遺伝子多型によるわずか一個のアミノ酸の違いによるものなのです。

ここで一つの仮定をしてみましょう。お酒に弱い体質の人が、環境中の有害物質を体内に取り込んだとします。この物質は単独で摂取しても気分が悪くなるものなのですが、お酒を飲んでいる途中に体内に取り込んだとしたら、気分の悪さは倍増する可能性があります。この場合、遺伝的な要因（お酒に弱い）と環境的な要因（有害物質）は、相乗的に作用し、症状を悪化させてしまうのです。

これに似た状態で、遺伝的な要因と環境的な要因が絡み合いながら、子どもたちの脳に影響を及ぼす例が、アメリカのカンファレンスでは多く発表されていました。

しかし、当時日本では、そのようなことを分かりやすく説明している医学書や健康一般書はなかったのです。

なぜなのだろうと考える過程で、アメリカでは常識であっても、日本ではまだ常識になっていない「未常識」なことが少なからず存在することを実感しました。

遺伝子多型と、環境的な要因による発症メカニズムについては、第三章で詳しく触れるとして、この章では、発達障害に顕著に現れる症状の「なぜ」について考えていきたいと思います。

①なぜ、男の子に多いの？

一九四三年にアメリカの児童精神科医レオ・カナーによって自閉症児の症例報告がされ、[*1]一九四四年にオーストリアの小児科医ハンス・アスペルガーによって小児の発達障害の症例報告が行われました。[*2]この二つの論文では、男児での発症が女児よりも多く報告されています。

その後も、発症の性比率は男児：女児＝4：1となっていて、男児のほうが多いという報告が続いています。この数字は、発達障害という広い定義の場合に当てはまるもので、症状が変化するとその比率は若干変化しています。しかし、基本的に男児が女児より多いことには変わりありません。

一つの可能性として、出生の前後に受ける女性ホルモンの作用が考えられます。女性ホルモンには神経保護作用があることが知られています。男児は女性ホルモンの作用が小さく、女児は女性ホルモンの作用が大きいという可能性はあります。ただし、もし女性ホルモンの影響が大きいとすると、分泌量の個人差によっても発症の性比率が変動するはずですから、一定値にはなりにくいでしょう。

しかし実際には、世界的に見ても男女の発症比率はほぼ一定であると報告されています。発達障害の発症に性比率が生じる要因については、出生前後の影響ではなく、胎児の段階での性決定までさかのぼって考える必要があるようです。

生まれてくる子どもが男児か女児かを決定するには、二本が一組になった一対の性染色体が関係します。性染色体にはX染色体とY染色体がありますが、両親双方からX染色体を受け継いで「XX」になると女児に、両親のそれぞれからX染色体とY染色体を

図3　性染色体と男女

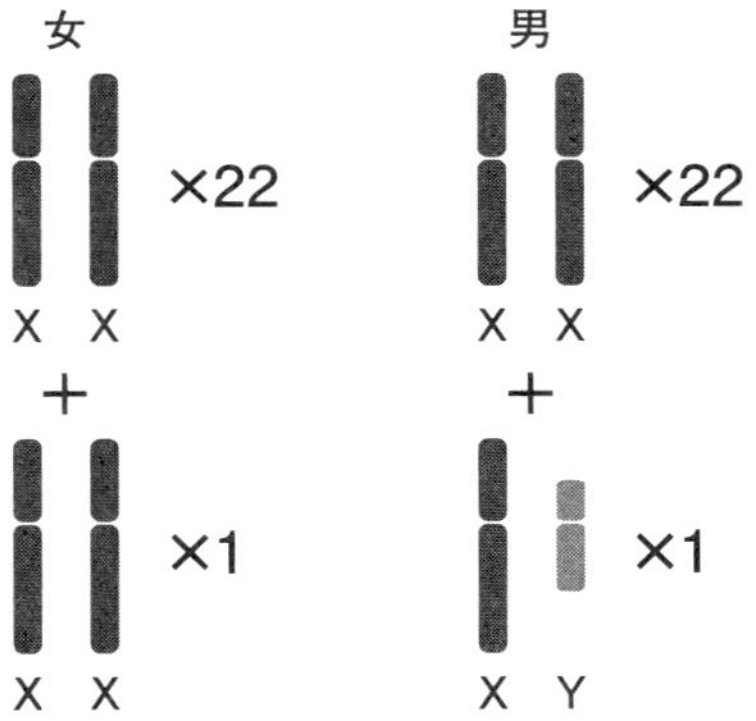

細胞一つ一つの中には23対46本の染色体がある。
23対目の染色体がXXかXYかで男女が決定される。

受け継いで「XY」になると男児になるわけです（図3）。もし、発達障害の発症に関係する遺伝子がY染色体上にあると仮定すると、女児にはY染色体は存在しないので、女児の発症はなくなるはずです。

しかし、実際には女児にも発症しているので、もう一つのX染色体上にある遺伝子が関係しているのではないかと考えられます。

女児の場合は一本のX染色体は母方、もう一本は父方の由来となります。もしどちらかの遺伝子に多型があったとしても、もう一方のX染色体の遺伝子が発現する確率も50％あるため、遺伝子多型による個性や個人差が表面に現れてくる可能性は低くなります。

一方、男児の場合は、父方からは必ずY染色体を受け継いでいますから、X染色体は母方から受け継いだ一本のみです。このため、もし男児のX染色体上に遺伝子の多型があるとすると、それによる個性や個人差はそのまま出現してきます。これが、男児のほうが女児よりも多く発症することの要因とは考えられないでしょうか。

X染色体上に存在する重要な遺伝子

身体の基本構造である皮膚細胞や筋肉細胞はタンパク質を中心にできています。このタンパク質を作る設計図が遺伝子であり、これには個人差があることが分かっています。

X染色体上の遺伝子には、いくつかの重要なタンパク質の設計図情報が存在していま す。その中には子どもたちの脳の発達に関係するものもあります。それぞれの遺伝子に個人差を生み出す遺伝子の多型があると仮定すると、遺伝子情報の変化によってタンパク質の構造が少し変わるため、タンパク質でできた酵素の反応などにも変化が起きてくるでしょう。

たとえば、X染色体上にある男性ホルモン、アンドロゲンの受容体の例を見てみます。アンドロゲン受容体に遺伝子の多型があると、細胞内に異常なタンパク質が蓄積しやすくなり、神経系に障害が生じることがあります。[*3]

また逆に、アンドロゲン受容体機能が高まりすぎる可能性も考えられます。[*4] アンドロゲン受容体は男児にも女児にも存在し、この機能が高まりすぎると結果的にドーパミン機能を高めることにつながることが分かっています。ドーパミンの働きが高まると、活動性が高まり、いろいろなことに興味を持ちますが、高まりすぎたときには攻撃的になることもあります。

ドーパミンを分解するための酵素遺伝子もX染色体上に存在します。ここに遺伝子多型があると分解の反応速度が遅くなる場合があります。ドーパミンの分解が遅くなると、神経細胞と神経細胞をつなぐシナプスにドーパミンが滞留することになります。シナプスにドーパミンが滞留すると、神経は刺激を受け続け、落ち着きがなくなり、身体を繰り返し動かす、常同運動が多くなります。

また、神経細胞同士を固定するタンパク質遺伝子に多型があると、シナプスにも変化が起きる可能性があります。この変化が起きると、シナプスでの情報の伝達に不具合が生じてしまいます。

これらのタンパク質遺伝子はX染色体上に存在し、それぞれの遺伝子の多型が脳の発達に影響します。遺伝子の多型が一つではなくいくつか組み合わされた場合、X染色体が一本しかない男児に、その影響はより強く出てくると考えられるのです。

ただし、性染色体以外の常染色体の影響も存在するので、発達障害発症のすべてをX染色体上の遺伝子多型で説明できるわけではないことは、ここで書き加えておきたいと思います。

②なぜ、座って学習できないの？

最近、落ち着きがない子どもが増えていると、教職関係の方が話すのをよく耳にします。私のクリニックでまず相談されるのも、子どもの日常生活での落ち着きのなさについてです。

場合によっては、クラスに一人か二人はいる多動傾向の子どもたち。落ち着きがなく、指示をしてもすぐに反応しない子どもや、衝動的に立ち上がって動き出す子ども、注意しても同じことを繰り返してしまう子ども、さらには何にでも興味を示して近づくものの、すぐに興味を失って違う場所へ移動する子どもなど、さまざまです。

いったいなぜ、このような行動をとってしまうのでしょうか。

そうした子どもたちに、クリニックで栄養療法を行っていると、多動症状が軽減することがよくあります。

ある子どもが、それまでの気持ちを表現した言葉は私の心に強く響きました。その子は、「今まで、椅子に座っていることができなくて苦しかった」と言ったのです。その言葉からいろいろと想像した私は、もしかすると、多動の子どもたちは、自分の考えとは裏腹に身体が勝手に動いてしまうのではないかと考え始めました。

二人羽織と神経細胞

昔からの余興に、二人羽織《ににんばおり》というものがあります。二人で羽織を着て、前の人は顔だけを出し、後ろの人は羽織の袖から両手だけを出します。そして、あたかも一人であるかのようにふるまって、後ろの人は前の人に食べ物を食べさせたりするのです。二人の呼吸が合わないと、食べ物をうまく口に運ぶことができません。もしかすると、これに似たような現象が、子どもたちの脳の中で起きているのではないかと想像してみました。そして、異なる動きをしようとする神経細胞が脳内に共存しているかもしれないと考えるようになったのです。

一方の神経細胞が、子どもを落ち着かせて椅子に座ったままにさせようと働きかけます。しかし、もう一方の神経細胞は、限りなく動き回ろうとします。その二つの神経細胞がせめぎ合うようにして毎日の行動に働きかけているとすれば、子どもは一つの行動に集中できなくなります。

先ほどの「椅子に座っていることができなくて苦しかった」と話した子どもは、授業中に教室内を勝手に動き回り、先生に注意されると、「あっ、いけない」と思ったそうです。注意された直後は、いったん自分の席に戻るのですが、しばらくするとまた立ち上がって、同じ行動を繰り返すのです。「いけない」と分かっているのに、行動が伴わないのです。まるで自分の意思とは異なる神経細胞が脳内にあって、独自の動きをしているかのようです。たとえは正確ではありませんが、「二人羽織」ならぬ「二人神経細胞」のような状態です。これをもう少し詳しく検討してみましょう。

神経伝達物質と運動

私たちは行動するときに筋肉を動かします。たとえば、物を食べる際には、両腕の筋肉を動かして器や箸を持って食べ物を口元まで運び、口を中心にした顔の筋肉を動かして食べます。こうした動きに関係する筋肉をコントロールするために、脳から運動神経

図4 神経細胞を情報が伝わるしくみ

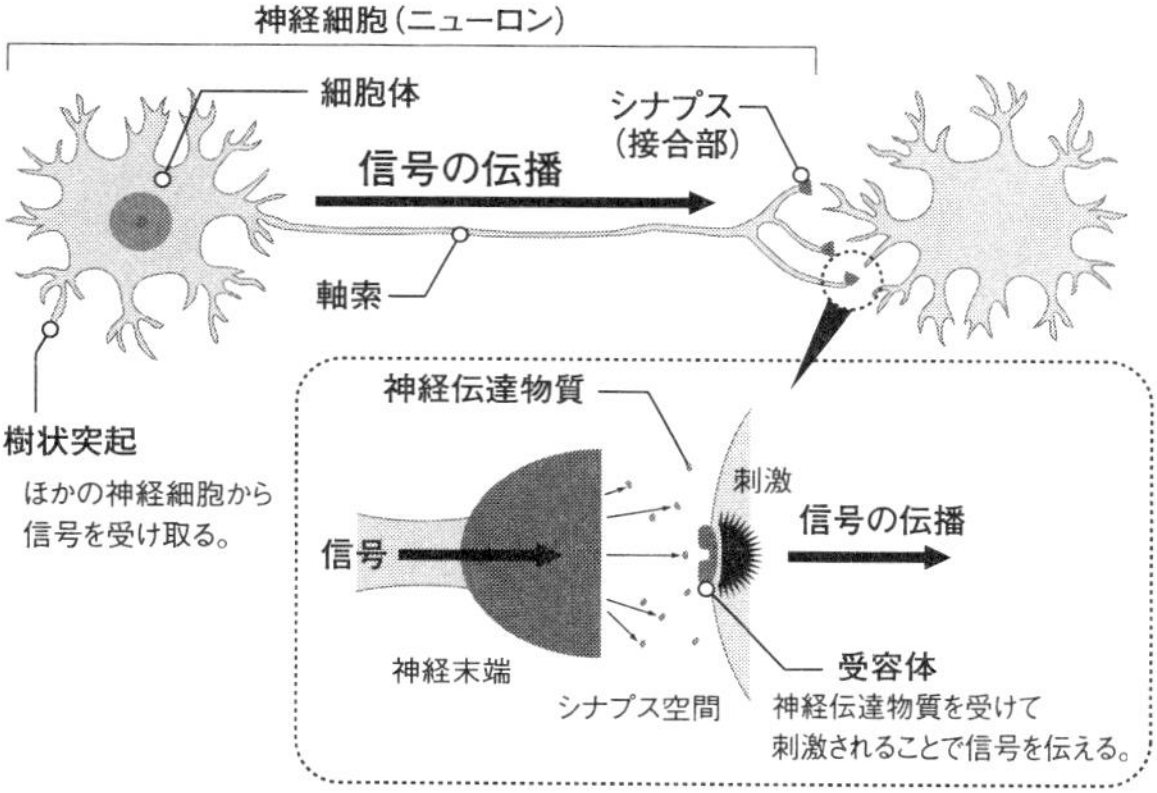

神経細胞の軸索を伝わる信号がシナプスに伝わると、シナプスから神経伝達物質が放出され、この神経伝達物質が次の神経細胞の受容体と結合し刺激することで、次の神経細胞に刺激が伝わる。

が顔や手足の末端まで張りめぐらされています。

神経には神経細胞が存在して、筋肉の動きを含め、体内のさまざまな働きをコントロールする情報が細胞から細胞へと伝達されていきます。

生物の構造の基本単位である細胞は、普通、立方体や直方体状の形をしていますが、神経細胞は、星状の「細胞体」と長く伸びる「軸索」からできています。

一つの神経細胞の軸索は、隣の神経細胞の細胞体の一部に接しています。この軸索と隣の神経細胞の細胞体との間には、わずかの隙間であるシナプスという空間が存在しています。このシナプスでは、軸索の末端から放出された神経伝達物質が移動して、反対側の細胞体に存在する受容体に結合します。受容体は、神経伝達物質を受け取るキャッチャーのような働きをするタンパク質です(図4)。

神経細胞は、脳の活動を刺激、興奮させるグループや、反対に神経の活動を抑制し、安定させるグループなどに分類されます。これらのグループの働きの違いは、神経伝達物質の違いによって生じます。

たとえば、グルタミン酸を神経伝達物質として利用する神経は、興奮性の神経として働きます。一方で、GABA(ガンマアミノ酪酸)を神経伝達物質として利用する神経は、抑制性の神経として働きます。

このほか、ドーパミンやセロトニンも重要な神経伝達物質です。

筋肉をコントロールする運動神経が正確に働くためには、ドーパミンが必要になります。ドーパミンが不足すると、神経情報が筋肉に伝わらなくなるのです。この状態が全身に起きてくるのがパーキンソン病です。普通に歩くことができずに、小刻みなすり足歩行になったり、腕が固くなって動きにくくなったりします。

増えすぎたドーパミンが神経を過度に刺激する

ドーパミンはアミノ酸からの変化物質で、同じ神経伝達物質のノルアドレナリンやアドレナリンにも変化します。

運動の調節のほかにも、物事に興味を持って取り組もうとするとき、ドーパミンが神経と神経の間のシナプスの部分に放出されます。手前の神経から放出されたドーパミンはシナプス空間を拡散して、次の神経のドーパミン受容体に結合して、情報を伝えます。

情報を伝えたあと、ドーパミンは受容体から外れ、ドーパミン分解酵素によって分解されます。もし分解されない場合は、リサイクルのために、手前の神経細胞内に再取り込みをされて戻ります。細胞内に戻ったドーパミンには、そこで分解されるものもあります。このように順調にドーパミンが処理されれば、神経細胞はいつまでも過度の刺激を受けないため、落ち着きを保つことができます。

しかし、この反応がスムーズに進まずに、シナプスにドーパミンが滞ると、次の神経を刺激し続けることになります。このドーパミンによる繰り返しの刺激は、多動傾向を生み出す可能性があるのです。足の筋肉が収縮と弛緩を激しく繰り返すため、常に動き回って落ち着きがなくなったり、手も過剰に動いてしまうので、手をひらひらと回転させる常同運動というものにつながる可能性もあります。

私は、子どもによっては、シナプスにドーパミンが必要以上にとどまって神経細胞を刺激し続ける場合があると考えています。ドーパミンが刺激を続けることで、神経の活動性は高まり、行動も多動傾向になります。さらに、シナプス間のドーパミン量に個人差があり、その増減が行動に影響を及ぼすと推論されます。ドーパミン量の個人差とその調節については第三章で説明しましょう。

ノルアドレナリンと集中力の関係

ドーパミンが神経を刺激し続けることで多動傾向になり、落ち着きがなくなるとすると、それに関係してもう一つのメカニズムを検討する必要があります。

それはドーパミンから合成されるノルアドレナリンについてのものです。ノルアドレナリンは注意力を高める神経伝達物質といわれています。

適量のノルアドレナリンがシナプスに放出されれば、それなりの集中力が生まれますが、十分に作られなかったら、集中力が生じにくくなります。

ドーパミン神経のシナプスにドーパミンが過剰にあるなら、ノルアドレナリンも十分に作られるのでは、と思われるかもしれません。しかし、ノルアドレナリンはドーパミン神経とは異なるノルアドレナリン神経で合成されているのです。

ドーパミンからノルアドレナリンを合成する酵素タンパク質の遺伝子には多型があり、その個人差によって合成する速度が異なるといわれています。合成速度が低下すると、シナプスへ放出されるノルアドレナリン量は減少し、結果的に集中力の低下につながる可能性があるのです。

ドーパミン神経ではドーパミンの働きが過剰になって多動傾向が増し、ノルアドレナリン神経ではノルアドレナリン量が少なくなって集中力が低下する——一人の子どもの脳の中でこのようなことが同時に起きている場合は、何となく落ち着きがないうえに、集中力も低下する状態になるでしょう。椅子に座って集中したいけれど、思うようにできないのはなぜだろうという疑問に対する答えの一つが、これではないかと私は考えています。

③なぜ、言葉が出ないの？

一般的に、子どもは一歳前から「パパ」「ママ」や「ワンワン」などの単語を口にし始め、一歳を過ぎた頃から単語数が増えて二語文になっていくという標準的な発達が知られています。

しかし、その年齢になっても、単語が出るのが遅かったり、単語が出てこなかったりする場合があります。

小児科を受診すると、「個人差がありますから、少し様子を見ましょう」と言われます。そして、半年から一年間の様子を見ても変化がない場合は、発達障害と診断されるのです。「治療はありませんから外来には来なくていいです」と言われた家族もいまし

図5　言語野と発語

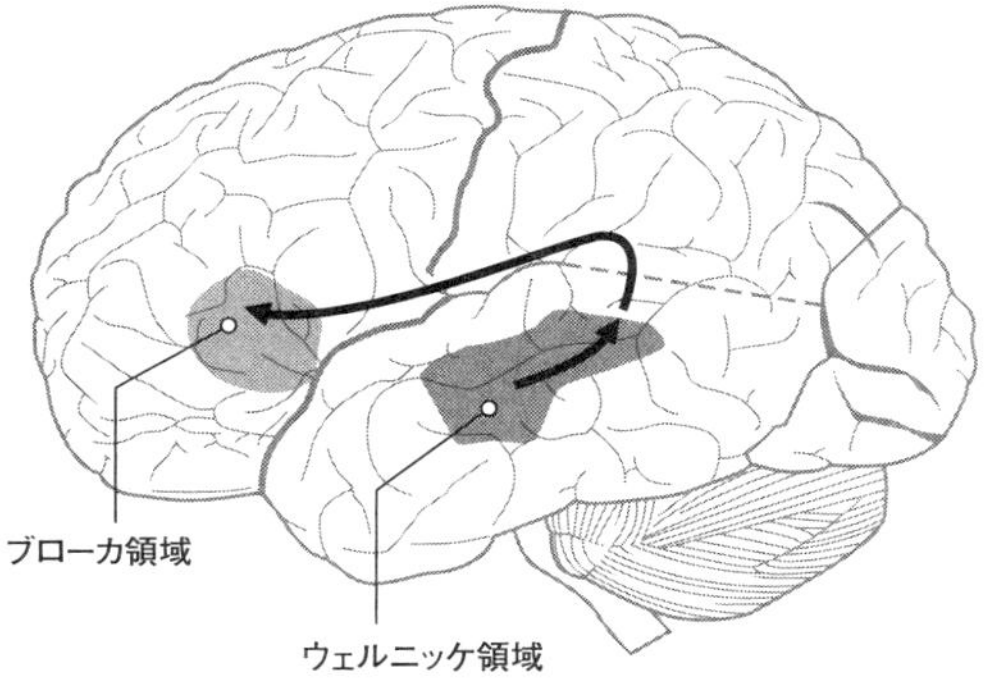

言葉の理解や表現を司る脳の部分を言語野（言語中枢）といい、2つの領域に分かれている。ウェルニッケ領域で組み立てられた文章はブローカ領域に伝わり、発語器官の筋肉へ伝達される。脳梗塞を起こした場所が言語野を含んでいる場合、発語が難しくなる。

た。こんな辛いことはありません。

一歳を過ぎた子どもたちが診断を受ける時点で発語が遅れていた場合、これは個人差でも個性でもありません。このような子どもたちにとって、一年間ただ放置されたままで経過を見ていくということは、個性や問題を通り越して、明らかな障害につながりかねません。ただ残念なことに、発達障害と診断されても、国内では根本的な解決方法はなく、可能な治療としては言語療法的なリハビリテーションが中心となるのです。

なぜ、言葉が出ないということが起きるのでしょう。

大人になってから脳梗塞などで脳神経がダメージを受けた場合、言葉が出なくなる「失語症」になることがあります。この場合の言葉が出ないことと、子どもたちの言葉が出ないことには、大きな違いがあります。

脳梗塞の方の場合、発症するまでは言葉を使って会話ができていました。また、日本語の情報を正確に脳神経が記憶しており、口には出さなくても、脳の中では言葉を使って考えることもできます。ただ、脳梗塞を起こした場所が口の動きを司《つかさど》る場所（言語野）を含んでいる場合に、発語が難しくなるのです（図5）。

子どもたちの発語と聴覚

一方、言葉の出ない子どもたちは最初から、音としての言語情報を脳神経に記憶できていない可能性があります。大人の失語症と同じように、言語野に問題を抱えている子どもたちもいるかもしれませんが、それ以前に、音としての言語情報を取り入れる入り口である聴覚系に問題があるとは考えられないでしょうか。

私がこのような考えを持つようになったきっかけとして、次のような子どもたちの反応や症状があります。

①テレビを観ているときに、母親が呼びかけても振り向かない

子どもは、テレビの内容に集中していると周りの声に気づかないことがあります。しかし、静かな場所に一人でいるときに小さめの声で呼びかけても反応しないようなら、聞こえていない可能性があります。

②トイレの水を流す音などを異常に嫌がる

普通の人がそれほど気にならない雑音のような音に対して敏感に反応する場合は、音を取り入れる部分のフィルターの役割が不十分なのかもしれません。自分が聞きたい音だけを選別して聞くことができないと、単なる雑音でも非常に不愉快な音になってしまうのです。

③宇宙語のような意味が分からない言葉を発する

両親が分かりやすい言葉で話しかけたとしても、聴覚系の異常によって、そのままの発音として聞き取れずにいる可能性が考えられます。この場合は、自分が聞こえている通りの音を再現しようとするため、意味不明の宇宙語のようになっている可能性があります。

④舌音などの発音が正確ではない

同じ舌音の「た行」と「な行」の音を聞き分けられないと、発語したときの発音も混乱する可能性があります。

⑤話をしていると次第に声が大きくなる

自分の声の大きさを聞き分けられないと、話をしているうちに次第に発語が大きくなってしまうように見えます。

図6　聴覚系の構造

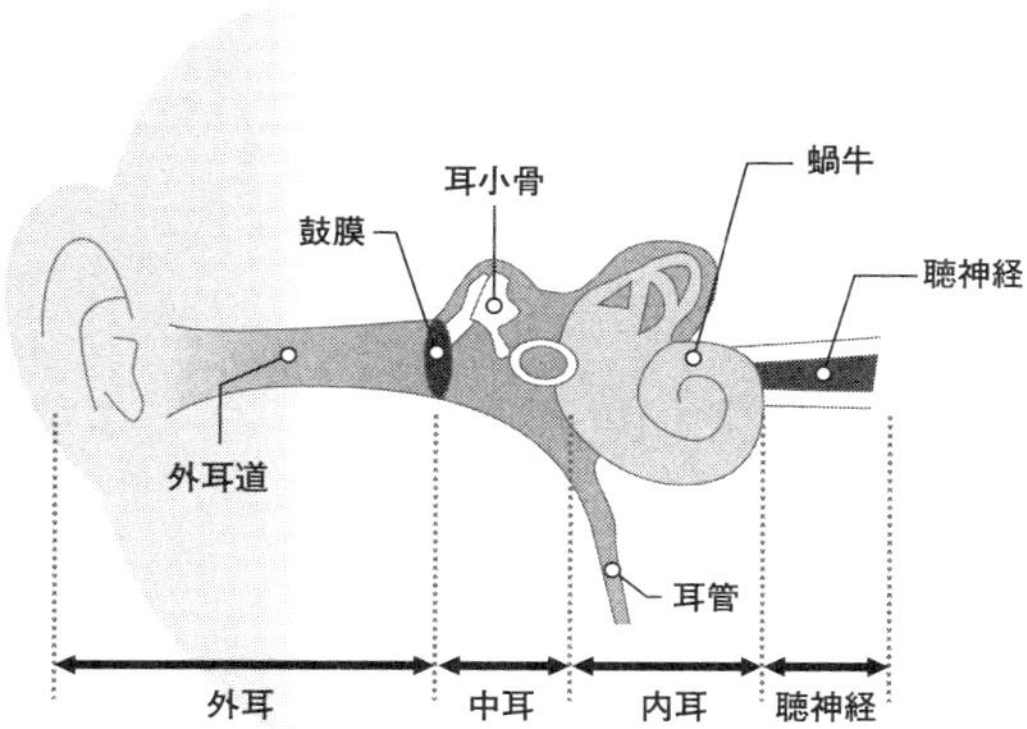

以上のような状態は、聞こえにくさの程度によっても変化する可能性があります。子どもたちの反応は、聴覚系の問題の程度と比例しているのではないかと推察できます。

音が聞こえるメカニズム

聴覚系は、外側から外耳、中耳、内耳、聴神経と続いています（図6）。外耳は耳たぶの入り口から外耳道という空洞を通って鼓膜までです。中耳には鼓膜の内側についているツチ骨に始まる耳小骨（ツチ骨、キヌタ骨、アブミ骨）が存在し、外からの音を伝えています。中耳の奥には内耳があり、

図7　蝸牛の有毛細胞

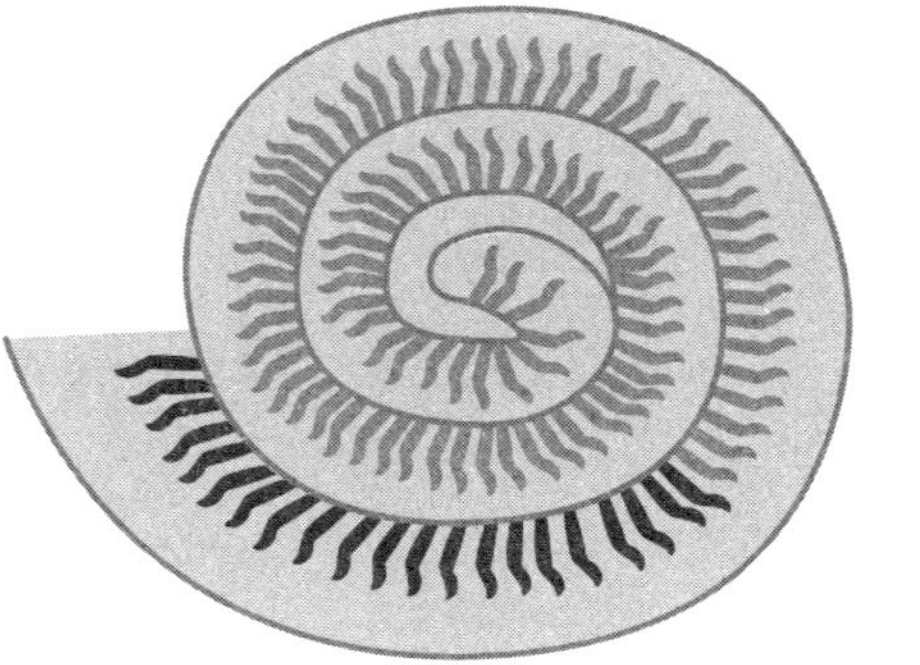

鼓膜、そして中耳の耳小骨を通ってきた音は、蝸牛の内部を満たしたリンパ液に伝わる。蝸牛の内部の有毛細胞が揺れ、細胞外部の繊毛に伝わり波打つように動くことによって、音の波動がさらに広がり、内耳の奥にある聴神経へと伝わっていく。

アブミ骨からの音を受け取る蝸牛《かぎゅう》と、身体のバランスをチェックする三半規管が存在しています。

カタツムリのような形をした蝸牛の内部はリンパ液で満たされていて、鼓膜、そして中耳の耳小骨を通ってきた音は、このリンパ液に伝わります。蝸牛の内部には有毛細胞という細胞があり、細胞の表面に繊毛があります（図7）。この繊毛が波打つように動くことによって、リンパ液に伝わった音の波動がさらに広がり、内耳の奥にある聴神経へと伝わっていくのです。

聴覚の働きと甲状腺機能

聴覚系が成長していくと、外耳、中耳、内耳のそれぞれの機能が協力し合って、外からの音刺激を受け止めることができます。ところが、この機能が十分に発達しないと、聴覚系の入り口で影響が出てきます。

子どもたちの聴覚系への影響が出てくる病気には、甲状腺ホルモンに関係する甲状腺機能低下症があります。

出生時に何らかの原因で甲状腺の機能が低下している場合があります。甲状腺機能が低下したまま放置されると難聴になることが分かっています。国内では、生まれてすぐに甲状腺機能を確認するので、出生時の甲状腺機能低下症は確実にチェックされていきます。

しかし、甲状腺機能低下症とはっきり診断されないくらい軽度の甲状腺の機能低下の場合は、見過ごされてしまう危険性があります。血液検査では明らかな低下を示していなくても、基準範囲の中で低い値が続いていると、甲状腺ホルモンによって細胞が刺激される場所で、影響が起きてくる可能性があります。

その場所の一つとして、鼓膜の奥の蝸牛があります。

蝸牛の中にある有毛細胞では音を聞き分け、音の高低を識別しています。この有毛細胞は波打つように動いて、外界の音に対して反応しているようです。有毛細胞の動きには、プレスチンというタンパク質が関与していることが分かっています。[*5]

このタンパク質が作られるときに、甲状腺ホルモンが作用します。

甲状腺ホルモンは、喉仏の下、気管の外側にあって、蝶々の形をしている甲状腺で合成されて全身に分泌されます。甲状腺ホルモンの分泌が過剰になると、症状の一つとして微熱が続きます。一方で、甲状腺機能が低下した場合は、体温が低くなることがあります。甲状腺ホルモンには体温を調整し、生命活動のためのエネルギーを作り出す働きがあるのです。

また、細胞が新しく作られて、それぞれの臓器に応じた働きをするように、細胞の構造や機能が変化するときにも、甲状腺ホルモンは重要な役割を果たしています。内耳にある細胞が蝸牛の一部になり、そこの細胞がさらに有毛細胞となって特殊な働きをする過程で、甲状腺ホルモンが作用しているといわれています。

甲状腺ホルモンと環境汚染物質

甲状腺で甲状腺ホルモンが作られるとき、酵素タンパクが働きます。この酵素タンパクの反応を助ける重要なミネラルがセレニウムです。しかし、体内に水銀があると、セレニウムが働かなくなってしまうのです。

詳しく説明しましょう。

酵素タンパクにセレニウムが結合して甲状腺ホルモンが作られるのを助けます。ところが、この酵素タンパクもセレニウムも、水銀に結合しやすいのです。酵素タンパクに水銀が結合すると、酵素タンパクに結合できなかったセレニウムは酵素タンパクの外で直接水銀と結合してしまい、利用できるセレニウムの量が減ってしまうため、結果的に、甲状腺ホルモンの機能が低下することになってしまうのです。

セレニウムは水銀と結合すると、水銀の毒性を減らす働きがあります。

以前、大型魚のマグロの中に高濃度の水銀が蓄積されているという報告があったとき、マグロの体内のセレニウムが水銀毒性を低下させているから心配いらないという不正確な情報がありました。たしかに、マグロの体内にはセレニウムが存在して水銀と結合している可能性はありますが、それはマグロが自分の身体を守るためのセレニウムであり、人間としてはほかの方法で自分の体内にセレニウムを摂取して環境中の水銀の毒性を減らす必要があります。

また、水銀と並んで有害な有機塩素化合物ＰＣＢやダイオキシンも、その化学構造が甲状腺ホルモンに似ているため、甲状腺ホルモンの受容体に反応して甲状腺ホルモンの働きを邪魔してしまうことが分かっています。[*6] そして、マグロなどの大型魚の中には、水銀のほかにＰＣＢも蓄積されていることが報告されているのです。

さらに、塩素と同じ仲間のフッ素も甲状腺ホルモンの働きを邪魔するので、子どもたちにフッ素入り歯磨きを使用するのは注意が必要です。

このような甲状腺ホルモンの影響を受けるまでもなく、生後に中耳炎や内耳炎を繰り返すと聴力低下が起きることもあります。滲出《しんしゅつ》性中耳炎が発語に関係すると指摘している文献もあります。

ところが、この耳の炎症も発達障害の子どもたちに起きやすい傾向があるのです。

④なぜ、学力が伸びにくいの？

学力の伸び方には個人差があるといっても、知能検査を行って標準能力がないことが分かると親たちは心配になります。

学力の伸びに必要な能力というと、まずは記憶力でしょうか。文字を覚えるにしても、計算を行うにしても、その基本ルールを記憶していなければ能力を伸ばすことはできません。記憶力は学力の基本です。

それではなぜ、その記憶力が伸びないのでしょう。

脳内で記憶に関係する場所としては「海馬《かいば》」がよく知られています。海馬は、記憶に

図8　記憶に関連する脳の部位

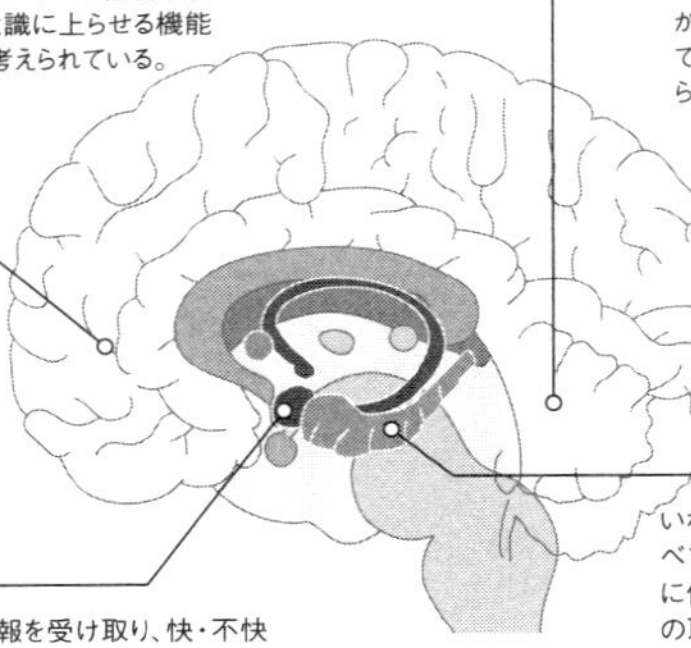
前頭葉
大脳皮質のいろいろな場所に保存されている記憶を引き出し、意識に上らせる機能を持つと考えられている。
側頭葉
大脳皮質の左右の側面にある。海馬で作られた記憶が、この部分に移し替えられて、「長期記憶」になると考えられている。
海馬
いわゆる「記憶の司令塔」。すべての記憶はいったん、海馬に保存される。海馬内で情報の取捨選択が行われ、重要な情報は側頭葉などに移し替えられて「長期記憶」となる。
扁桃体
五感からの情報を受け取り、快・不快の感情を生み出している。感動や興奮が強いと、記憶する力も強くなる。

関する研究で非常によく検討されてきました（図8）。

海馬の中の神経細胞に、グルタミン酸神経というものがあります。グルタミン酸はアミノ酸の一種で、神経細胞を興奮させたり、活性化させたりする作用があります。このグルタミン酸が神経伝達物質として働き、神経細胞と神経細胞の間のシナプス空間に放出されます。そして、次の神経細胞にあるグルタミン酸受容体と結合すると、その情報が神経細胞の中に伝わって、シグナル情報として広がっていくのです。この情報が、学力を高めることにつながっています、グルタミン酸が受容体と結合する際、カルシウムイオンが神経細胞内に流入します。カルシウムイオンがある程度以上の濃度で存在すると、細胞は刺激を受け続け、最終的に細胞の疲労につながって、極端な場合、細胞死へと進むことがあります。このため、細胞内に流入して一定時間が経つと、カルシウムイオンは除去されなければなりません。役割を終えたカルシウムイオンは細胞の外、または細胞内にあるカルシウムイオン貯蔵倉庫である小胞体へと移動して、細胞内の濃度調整が行われます。

細胞内カルシウムと鉛、水銀の関係

細胞内においては、カルシウムイオン濃度を厳密にコントロールする必要があります。ところが、環境汚染物質である鉛はカルシウムイオンと大きさが似ているため、カルシウムイオンに代わって細胞内に入り込んでしまいます。そして、カルシウムイオンが細胞内から細胞外へと排泄《はいせつ》されるのを邪魔する危険性があるのです。

鉛がこのように反応してしまうと、神経細胞内にカルシウムイオンが蓄積することになり、しばらくカルシウムイオンによる刺激が続いて、次第に細胞機能が低下していきます。この低下が海馬の神経細胞で起きると、結果的に記憶力の働きが邪魔されるのです。

鉛は、カルシウムイオンの吸収に関係するビタミンD受容体ともつながりがあります。*7水道の鉛管中の鉛が体内に取り込まれるときに、ビタミンD受容体遺伝子の多型による個人差が出てきます。

一方、水銀が体内に取り込まれると、シナプスのグルタミン酸濃度を増加させることが分かっています。*8記憶力に重要な働きをするグルタミン酸ですが、増えすぎることでカルシウムイオンもそれに伴い増えてしまいます。細胞内に流入したカルシウムイオンが必要以上に細胞内に増加すると細胞への負担となります。さらに、この状態に鉛の蓄積が重なり、細胞内のカルシウムイオン濃度が過剰になると、神経細胞死というダメージへと広がっていきます。この結果、記憶力や学力の低下を招いてしまいます。

アメリカでは、微量の鉛が体内へと侵入することで、子どもたちの学習力の低下を引き起こすという研究報告が多くされています。水銀も鉛も環境汚染物質であり、たとえ微量でも体内に慢性的に蓄積することは何としても避けたいところです。

⑤なぜ、目を合わせられないの？

発達障害の子どもたちの一部には、人と目を合わせられずにそらすという行為が見られますが、それはなぜでしょう。

発達障害の子どもたちをよく観察していると、斜め方向を見る動作がよく目につきます。いわゆる「斜め見」ですが、これはどうしてなのでしょうか。さらに、アイコンタクトが苦手な子どもたちの目をそらす行為と斜め見には関係があるのでしょうか。

視覚と錐体細胞、桿体細胞

多くの論文を読んで私が考えたのは、眼底にある視細胞の錐体《すいたい》細胞と桿体《かんたい》細胞という二種類の細胞の違いです（図9）。先端部分が三角錐のようになっている錐体細胞は、網膜の中心にある黄斑部（視力の重要部分）に高密度に、大量に存在し、色の違いに敏感に反応する細胞です。普段、明るいときに物の色や形を見分けられるのは、この錐体細

図9　錐体細胞と桿体細胞

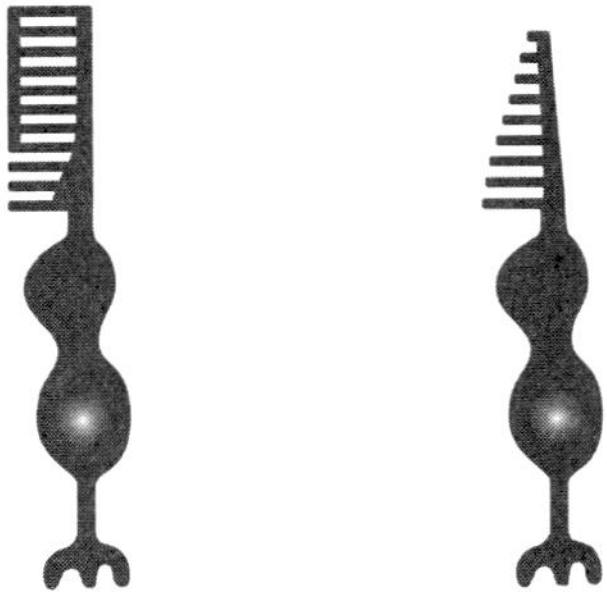

先端部分が三角錐のようになっている錐体細胞は、色の違いに敏感に反応する。先端部分が円柱状になった桿体細胞は、光量（明暗）に反応する。

胞の働きのおかげです。

黄斑部の周辺には、先端部分が円柱状になった桿体細胞が分布しています（図10）。桿体細胞は、色の違いを見分ける力は弱く、光量（明暗）に反応する細胞です。

真っ暗な夜空を見上げて、弱く点滅する星を見ようとしたとき、視界の真正面に星をとらえてもよく見えないのに、ちょっと視線をそらすと見えるという経験をしたことはありませんか。また、真っ暗な家の中で、家具などにぶつからないようにして動くとき、少し斜めに見ると物の輪郭を確認できるという経験をしたことはありませんか。

図10　錐体細胞と桿体細胞の分布

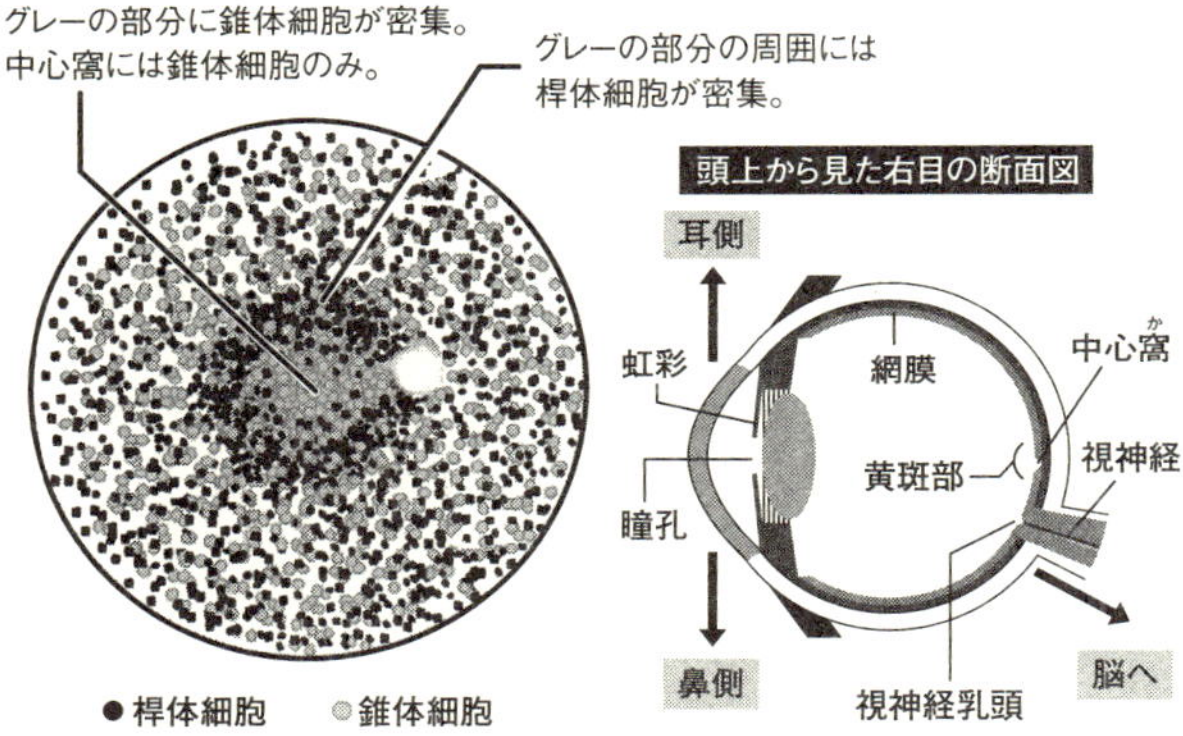

錐体細胞は、網膜の中心にある黄斑部に高密度に存在し、黄斑部の周辺には、桿体細胞が分布している。

色を区別できない暗闇の中では、錐体細胞が役に立たないため、明暗を見分ける桿体細胞を利用する必要があります。桿体細胞は網膜の中心部分から少し離れた同心円状に多く存在しているので、少し斜めに見るようにすると物の輪郭をとらえやすくなるのです。

この事実と発達障害の子どもの「斜め見」は関係しているように思います。発達障害の子どもたちの目は、中心にある錐体細胞の機能が弱いのではないでしょうか。

視覚機能と甲状腺ホルモン

なぜ、一部の子どもたちの錐体細胞の機能が弱くなるのでしょうか。

これも、聴覚のところで説明した甲状腺ホルモン機能の低下と結びつく可能性があります。

錐体細胞の中にあって色の違いを認識するための色素に「フォトプシン」があります。フォトプシンは「オプシン」というタンパク質とビタミンAの一種である「レチナール」からできています。また、桿体細胞の中にあって明暗を識別するための色素に「ロドプシン」があります。ロドプシンもオプシンとレチナールでできています。

ただし、双方のオプシンは少し構造が異なっています。

このオプシンの合成が、甲状腺ホルモンによって調整されているというのです。[*9]

すでに説明したように、甲状腺ホルモン自体の合成は、環境汚染物質である水銀の影響を受けます。もちろん、PCBやダイオキシン、フッ素の影響も無視はできません。

さらに、甲状腺ホルモン合成に関する酵素を作る遺伝子の多型が、これに影響を上乗せする可能性もあります。

水銀という環境汚染物質や遺伝子の多型という個人差に影響されて、甲状腺ホルモンの合成量がほんのわずかでも低い状態が長く続くと、発達期の子どものオプシン合成に影響が出る可能性があります。

オプシンの合成量が少ない場合、黄斑部分に多量に高密度に存在する錐体細胞への影響がより強くなると考えられます。もちろん、桿体細胞への影響もありますが、桿体細胞は広範囲に散らばっています。さまざまな論文から、私は桿体細胞のように周囲にはかの細胞がある状態ならば、桿体細胞の機能が少し落ちても、それらの細胞がその働きを補うのではと推論しています。発達障害の子どもの一部が斜め見をするのは、錐体細胞の機能が弱くて物を視界の中心でとらえるのが難しいため、何とか周辺にある桿体細胞とそれを助ける細胞でとらえようとするからではないでしょうか。

目をそらすことも同じ原因からではないかと考えられます。まっすぐに相手をとらえようとしても、錐体細胞の機能が弱いために正面から見られないだけなのかもしれません。

成長に伴って錐体細胞内のフォトプシンの機能が高まれば、対象物を正面でとらえられるようになる可能性があります。そうなれば、目をそらすことや斜め見は消失するでしょう。臨床の場でできるだけ早期に、積極的な治療を行うと、その回復がより早くなる可能性があります。

⑥なぜ、怖がらないの？

「怖いもの知らず」という言葉がありますが、子どもたちは普通、怖いものに対しては怯《おび》えて近づかないことのほうが多いと思います。それは、まだ十分な防衛能力がない子どもにとって、危険なことから身を守るという本能的な反応といえるでしょう。

ところが、まさに怖いもの知らずで、高いところに平気で登っては飛び降り、母親をハラハラさせる子どもがいます。大きなケガをしないかと心配になります。

自分一人で危険なことをするのも心配ですが、向こう見ずな行動が他者に向けられると暴力になることがあります。

何か気に入らないことがあると、手を振り上げて殴るような動作をする子どもがいます。日頃から自分が殴られるような環境にある場合、無意識に相手を殴る行為に出るというのもうなずけますが、そうではなく暴力行為に出るとなると、相手の痛みを想像したり感じ取ったりできないのかもしれません。

恐怖心と扁桃体

怖いと思う感覚や、他者の痛みを想像する感覚が弱くなる原因の一つとして、脳の「扁桃体《へんとうたい》」という部分の機能に問題がある場合があります。

扁桃体はこめかみの奥のほうに位置し、記憶に重要な海馬のすぐ前方にあって、神経細胞が集合して指先大のアーモンドの形をしています（72ページ図8）。

一九三七年にクリューバーとビュシーという研究者が、脳のある部位の障害で情動（感情の強い反応）の低下や、恐怖心の喪失が認められることを確認しました。その後、障害の中心となる部位が扁桃体であることが分かり、こうした障害は「クリューバー・ビュシー症候群」と呼ばれるようになりました。この研究でよく取り上げられる報告に、蛇を怖がるサルの扁桃体を破壊すると、蛇をまったく怖がらなくなり、それどころか蛇を捕まえて口に持っていくようになる（口唇傾向）というものがあります。

現在、扁桃体は、情動という強い感情をキャッチする神経の重要な中枢だと考えられています。この部位の働きが妨げられると、喜怒哀楽の程度が弱まり、恐怖心が低下する、興奮して感情的になりやすい、などの症状が認められます。このように、本能的に重要な感情の反応をコントロールしている扁桃体ですが、子どもたちの感情、情動面の変化にも関係していると考えられます。

扁桃体とグルタミン酸神経

扁桃体に関係する神経細胞としては、すぐ隣に位置する海馬と同じように興奮性アミノ酸のグルタミン酸を神経伝達物質とするものが多く存在することが分かっています。人間が生きていくうえで、本能的に非常に重要な働きである感情や情動と、記憶に関わる脳神経細胞には、興奮性アミノ酸のグルタミン酸の作用が不可欠なのです。

前述した通り、グルタミン酸神経細胞を刺激するカルシウムイオンは、役割を終えたら速やかに排出されなければなりません。しかし、鉛・水銀が影響すると、カルシウムイオンが正常に排出されなくなり、いつまでも細胞内にとどまることになります。

最初は正確に反応していたグルタミン酸神経細胞も、繰り返し刺激が続くと、次第に反応が低下してきます。さらに、扁桃体のグルタミン酸神経では神経細胞の細胞死の危険性もあります。

このような過剰な反応とそれに続く神経細胞死が起きる過程で、扁桃体は本来の喜怒哀楽の感情や、恐怖への自己防衛的な反応が大きく変化することになります。感情の起伏がなくなって、相手の感情への共感ができなくなります。恐怖心がなくなれば、大胆な行動が増え、暴力的な行動にもつながりやすくなるでしょう。

⑦なぜ、癇癪を起こして、パニックになるの？

次に、ちょっとしたことで泣き出したり、癇癪《かんしやく》を起こしてパニックになったりしてしまうという感情的な変化について検討してみましょう。

子どもたちが癇癪を起こし、パニック状態になる際には、何らかの心理的なストレスや、怒りを生み出すような周囲の環境が事前に存在すると考えられます。こうした事前の要因を察知すると、感情に関係する扁桃体が働き、さらに何らかの引き金が引かれると、癇癪やパニックという激しい感情の変化が起きてくると推論してみました。

扁桃体とドーパミン、セロトニン

一般的に、人が癇癪を起こしてパニックになった場合は、しばらくして冷静になってから、癇癪を起こした原因などを聞くことができます。

しかし、発達障害の子どもたちに、なぜ、癇癪を起こし、パニックになったのかなどと質問しても的確な答えを得ることは難しいでしょう。言葉を持たない子どもたちには、言葉で説明することはできませんし、たとえ言葉を持っていても、自分の感情の変化をうまく表現できない子どもたちも多いのです。

これまでの研究から推論すると、前節で説明した扁桃体の関与と、脳内の神経伝達物質であるドーパミンとセロトニンのアンバランスが生じていることが考えられます。

多動に関係するドーパミンと男性ホルモンのアンドロゲンは、攻撃性に関係する物質として作用することが知られています。

ドーパミンの働きが過剰になると、行動が非常に活発になり、判断力などによる抑止が利かなくなって、攻撃的になる場合があります。また、アンドロゲンの働きが過剰になっても同じように攻撃的になります。

この二種類の物質は個別に攻撃性を高めるだけでなく、相乗的に働いていることも分かっています。

アンドロゲンはドーパミン神経に働きかけて、ドーパミン合成を高めるのです。[*10] アンドロゲン受容体遺伝子に多型があると個人差が生じ、子どもによってはアンドロゲン機能が高まってドーパミン合成が過剰になり、ドーパミン神経の活動に影響する可能性があります。

ドーパミン神経の働きが過剰になって攻撃性が出た場合、そのブレーキ役になるのはセロトニンです。しかし、セロトニンの働きが十分でないと、ドーパミン神経とセロトニン神経のバランスがくずれて、爆発的な癇癪を起こす可能性があるのです。

癇癪やパニックには扁桃体の働きとドーパミンやセロトニン、さらには男性ホルモンのアンドロゲンが関係しています。そしてそこに遺伝的な要因や環境的な要因の関連も考える必要があるのはいうまでもありません。

⑧なぜ、こだわりが強いの？

「こだわり」という言葉でインターネット検索を行うと、「こだわりの一品（逸品）」「こだわりの原材料」など特別に選び抜かれた品物や内容などの説明が列挙されます。この検索結果からは、「こだわり」とは肯定的で、好ましい傾向として理解されています。しかし発達障害の子どもたちに多く見られる「こだわり」は、あまり好ましくない性癖と考えられます。この場合は、「固執」という言葉を当てはめたほうが的確だと思います。

こだわり、不安とセロトニン

これまでの研究では、発達障害の子どもたちのこだわりは、セロトニン不足から生じるのではないかと考えられています。癇癪やパニックのケースでもセロトニンとドーパミンのアンバランスを説明しましたが、いくつもあるセロトニンの働きの中で、心に安定感を与えるセロトニンの働きが低下すると、こだわりにつながる傾向があるようです。

大人がうつ傾向が強くなったときに使用する薬剤に、「セロトニン再取り込み阻害剤」があります。セロトニン神経細胞からシナプス間に放出されたセロトニンは、次の神経細胞のセロトニン受容体に結合します。セロトニン受容体と結合してセロトニンの情報を伝えたあと、セロトニン受容体から離れたセロトニンは、手前の神経細胞に再取り込みをされて回収されます。この一連の流れで、シナプス間のセロトニン濃度が低下しすぎて、セロトニンの情報伝達が十分でないと、不安感が高まったり、うつ状態になることが考えられます。この状態の改善に、セロトニンの再取り込みを阻害する薬剤を服用すると、シナプス間でのセロトニン濃度が増加してうつ症状の改善につながるのです。

不安やうつ症状のある大人の場合、セロトニン再取り込み阻害剤によってシナプス間でのセロトニン濃度が増加すると、物事に執着する気持ちもやわらいできます。不安を改善することと物事へのこだわりをやわらげることが表裏一体になっているようです。

不安症状にセロトニンの減少や働きの低下が影響することは明らかですが、なぜ不安な状態になるのかという原因は現在も研究中です。分かっているのは、セロトニン受容体の感受性や、セロトニンを再取り込みする速さに個人差があるということです。

シナプス間でのセロトニン量を増加させると不安や執着がやわらぐことから、発達障害の子どもたちのこだわり症状の改善に、セロトニン再取り込み阻害剤が利用されて効果が出てくる場合もあるようです。ただし、副作用もあり、無条件で利用できる薬剤ではありません。

もっと安全な方法でセロトニンを増加させることができれば、こだわりの軽減につながります。この方法については第四章で説明します。

⑨なぜ、覚せい作用のある薬剤が効果的なの？

ＡＤＨＤ（注意欠陥多動性障害）の子どもたちの一部の治療に、リタリンという薬剤が効果的ということが分かり、積極的な研究が行われてきました。しかし、その働きはまだ完全に理解されたとはいえない状況です。

リタリンという薬剤は、本来、覚せい作用があるとして理解されていたものです。覚せい作用のある薬剤を利用すると脳内ではドーパミン神経のシナプス間にドーパミンが持続的に増加した状態になり、その結果、さまざまな精神症状が出てくるのです。

そのような働きをするリタリンを子どもが服用して多動症状が改善したとすれば、そのメカニズムはどのように説明されるのでしょう。

子どもに対しても大人と同じようにリタリンが作用するならば、ＡＤＨＤの子どもの脳内では、ドーパミン神経のシナプス間のドーパミン濃度が増加しているはずです。

今まで、多動の子どもたちのドーパミン神経では、シナプス間のドーパミン量が増加傾向にあるために症状が出現していると説明してきました。その説明と、リタリンの作用メカニズムはまったく矛盾しているように思えます。なぜ、このようなことが起きるのでしょう。

最近の発達障害に関する一般書では、発達障害の子どもたちの脳内ドーパミン濃度は低下しているとの説明が多く見受けられます。リタリンなどの薬剤利用の効果から、こうしたドーパミン不足説が出てきたようですが、それ以前からの研究では、ドーパミンは増加していると報告されています。それに加えて、私は多くの子どもたちの臨床治療を行ってきて、ドーパミンの分解反応を促進すると、多動傾向が明らかに改善することも確認してきました。

さまざまな研究から、リタリンという覚せい作用のある薬剤の働きそのものが単純ではなく、神経の部位によってはドーパミン増加と減少を併存させる可能性もあることが、明らかになっています。ただし、現時点ではまだはっきりとした証明はされていない状況です。

すなわち、今のところ、リタリン服用によって多動傾向が改善するという結果は得られる場合があるものの、そのメカニズムははっきりしていないのです。

第三章　発達障害の発症メカニズムについて考える

一万件以上の論文から分かったこと

アメリカでのカンファレンスから日本に帰っても、私のクリニックには、「毛髪ミネラル検査をしてほしい」と願う発達障害の子どもたちが、親御さんに連れられて引きも切らずやってきました。何とか力になりたいと思った私は、インターネットを通じて海外の論文などを片っ端から読み込み、発症メカニズムの新説や最新の治療法のエビデンスなどについての情報を必死で集めました。その数は一万件以上にも達したほどです。

そして、それらを参考にしながら自分なりの仮説を立て、試行錯誤しながらも、発達障害の子どもたちへの検査や治療を行ってきました。

その結果分かったことは、発達障害の発症メカニズムの考え方については、パラダイム転換が必要だということでした。

これまでは、症状があまりにも多岐にわたることから、それぞれの症状に応じた原因が個別にあるのではないかという仮定のもとに、研究が進められてきました。遺伝子研究についても同じような取り組みが進められていますが、前章でもお伝えした通り、いくつもの遺伝子が関係していることが分かってきています。

このままピンポイントで原因を探っていたのでは、何年、いや何十年かけても、決定的なメカニズムの解明というのは不可能ではないか。私はそう考え、発想の転換をして、まずもっと大まかなとらえ方をしてみることにしました。

発症の原因というのはおそらく、子どもたちの脳の中にあります。そこで、症状や診断名はおいて、一般的に脳内で問題が生じやすい部分を特定します。基礎研究の分野においては、かなり的が絞られてきているので、それほど難しいことではありません。

今のところ私は、感情のさまざまな起伏をキャッチする「扁桃体」と、記憶力や学習力に関係する「海馬」、そして、子どもが成長して判断力がついてくるにつれて発達していく「前頭葉」の三カ所に的を絞って考えています。

そして、資料にあたり考えれば考えるほど、さまざまな症状の違いが出てくるのには、遺伝子の変異＝遺伝子多型が関係していると確信するようになりました。扁桃体、海馬、前頭葉に関係するどこかに遺伝子の変異＝遺伝子多型があると、ドーパミン、ノルアドレナリン、セロトニンといった脳内で作られる神経伝達物質の分泌量などに違いが出て、そうしたことが積み重なると現れる症状も多彩になってくるのではないかというのが私の考えです。

となると、症状によって診断名をつけることにはあまり意味がないと思えます。言葉がうまく発せられないとか、人と目を合わせられないとか、同じことを繰り返すとか、注意力が散漫であるとか、私たちの目に映る症状は違ったとしても、根っこにある発達の問題を生じさせている根本的な原因は、ある程度的が絞れるように思うのです。

そして、さらに考えなければいけないのが、環境要因との相互関係です。脳内のどこかに遺伝子の変異があっても、普通はちょっとした個性の違いくらいですむところが、環境因子の影響を受けたときに発症する、ということを想定すべきだと思っています。

たとえば、日本では、水俣病とかイタイイタイ病などの公害病の場合は、明らかに原因となる有害物質が環境要因として特定されています。この場合、個人の体質の差に言及されることは多くありません。しかし、実は、同じ環境にいて同じ物を食べていても発症しない人はいたわけです。それは、体質として解毒能力が高かったからだと考えることもできるのではないでしょうか。そして、その体質には遺伝子が大きく関係しているに違いありません。

私は、発達障害を発症させる環境因子として、脳神経に重大な悪影響を与える水銀、鉛、ＰＣＢ、ダイオキシンなどの有害物質を想定しています。

発症メカニズムに、「遺伝的な要因」と「環境的な要因」が相互作用しているであろうという説は、海外の論文を読むとかなりの数、見受けられます。

個人差を生み出す「遺伝子多型」

お酒に強い・弱いなどの個人差を生み出す「遺伝子多型」とはどういうものなのでしょうか。

人間の身体は約六十兆個もの細胞からできています。それぞれの細胞は、決められたルールによって、存在する場所や形、機能などが定められています。このルールを決定しているのが「遺伝子」です。

細胞内には一つの「核」があり、核の中には四十六本の「染色体」（二十二対の常染色体と一対の性染色体）が存在します。この染色体は、二重らせん構造を示す「ＤＮ

A」が折り重なってできたものです。DNA一本の長さは約2mです。遺伝子は、この長いDNAの特定の場所に存在します。

DNAは、アデニン（A）・グアニン（G）・シトシン（C）・チミン（T）という、たった四種類の「塩基」で構成されています。塩基はあらかじめペアになるものが決まっていて、アデニンとチミン、グアニンとシトシンが結合し、この四種類の塩基の並び方だけで細胞に遺伝情報を伝えます（図11）。

DNAの一部は、いったん、RNAという物質に読み替えられ、RNAの三つの塩基が、それに相当するアミノ酸を指示します。指示されたアミノ酸がつながっていくと、タンパク質になるのです。

人間には約二〜三万種類もの遺伝子があるといわれていますが、さまざまな役目を担った遺伝子が指令を出すことで、それぞれの部位や機能の決まったタンパク質が作り出され、私たちの身体が成り立っているのです。

タンパク質を作っている原料はアミノ酸です。私たちの身体を作っているタンパク質

図11　細胞とDNA

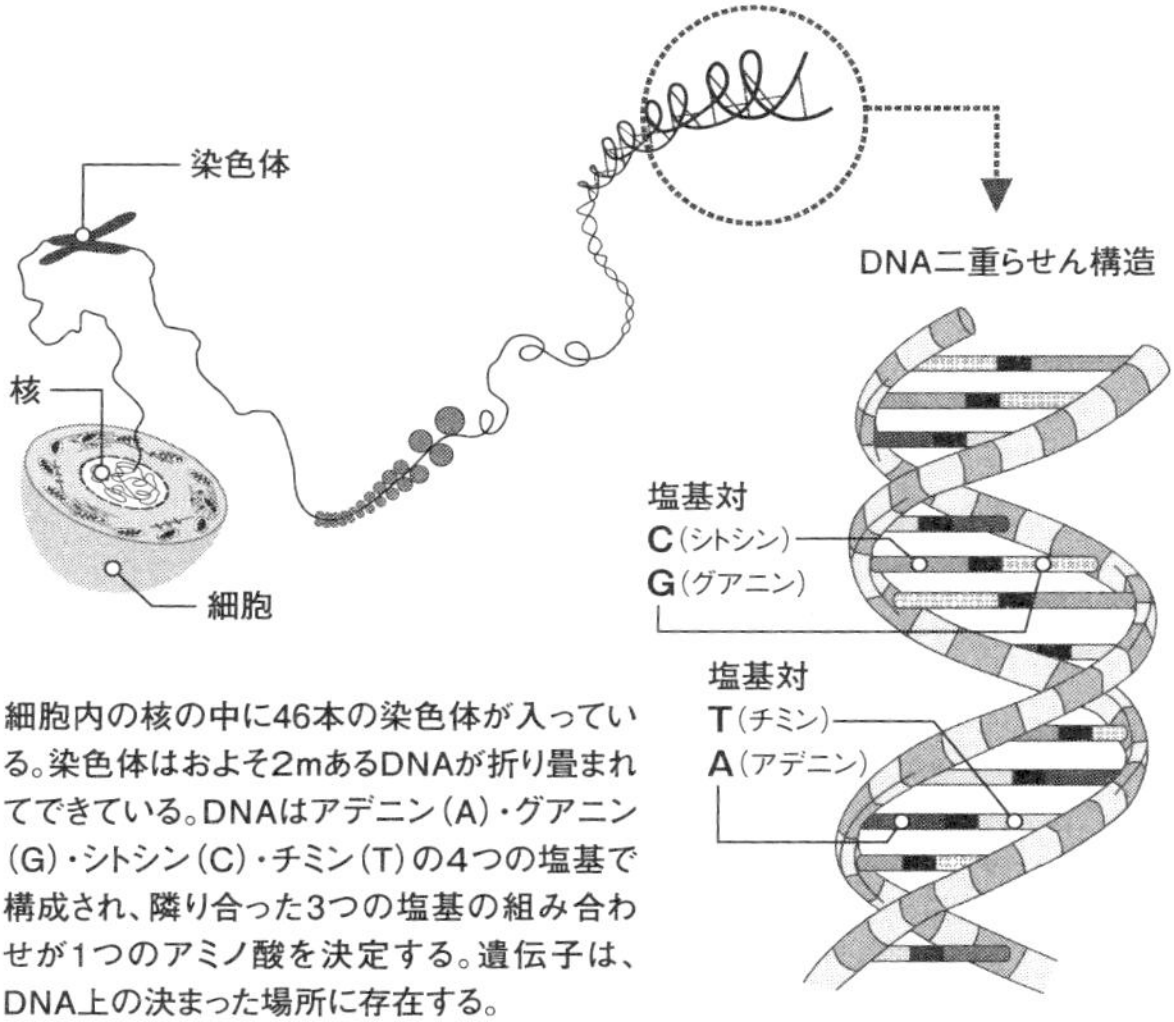

細胞内の核の中に46本の染色体が入っている。染色体はおよそ2mあるDNAが折り畳まれてできている。DNAはアデニン（A）・グアニン（G）・シトシン（C）・チミン（T）の4つの塩基で構成され、隣り合った3つの塩基の組み合わせが1つのアミノ酸を決定する。遺伝子は、DNA上の決まった場所に存在する。

は、遺伝子上の設計図に従って、アミノ酸がつながって作られています。

　どのアミノ酸がどういう順番でつながっていくか、すべては遺伝子に書かれている通りに決まります。遺伝子上に並んだ四種類の塩基の中の、連続した三種類の組み合わせによって、一つのアミノ酸が決定されます。たとえば、「CAG」「TGC」「AAC」という組み合わせは、それぞれグルタミン、システイン、アスパラギンというアミノ酸を指定しています。

遺伝子上で「CAG」「TGC」「AAC」の順番で並んでいたら、そのまま対応するグルタミン、システイン、アスパラギンの順番でつながっていきます。このように、約二十種類のアミノ酸が、設計図＝遺伝子に従って次々とつながり結合し、決められたタンパク質が作られているのです。

ところが、遺伝子の塩基配列の一部が、何らかのきっかけで変化することがあります。そして、この変化が病的な影響を及ぼさないときには、長期間にわたってそのまま受け継がれ、他者とは異なる個人差を生み出す場合があります。これが「遺伝子多型」なのです。

遺伝子多型にはいくつか種類がありますが、三種類の組み合わせの一カ所が変化したものを「一塩基多型」といいます。たとえば、グルタミンを指定する「CAG」部分のAがGに変化して「CGG」になると、アルギニンというアミノ酸を指定します。これをもとに作られるタンパク質は、一部がグルタミンからアルギニンに置き換わり、その結果としてタンパク質の立体構造が変化する場合があるのです。

長寿遺伝子がある？

イタリアのリモーネという小さな村に、「ポルタトーリ（遺伝子を運ぶ者）」と呼ばれる人々がいます。世界中でたった三十八人しかおらず、全員が、この村の住人です。

ポルタトーリは、「アポA－1ミラノ」と呼ばれる特殊な変異したタンパク質を持っています。遺伝子多型により、通常なら173番目のアミノ酸であるアルギニンがシステインに変異しているのです。アポA－1ミラノを作る遺伝子を持つ人は、通常の人よりも悪玉コレステロールの排出速度が速いため、太りにくく動脈硬化になりにくい、結果として長寿になることが分かっています。

このように、わずか一つのアミノ酸が置き換わっただけで、タンパク質の働きが変化するのです。

なお、アポA－1ミラノの場合は変異したものが結果的によい働きにつながっていますが、一般的には変異があると反応速度が低下することが多いようです。

とはいえ、遺伝子多型は人口の1％以上の頻度で存在し、それがあるからといって病的影響を与えるものではありません。

ＤＮＡの配列の中には、「ＣＡＧ」のような一つの組み合わせが複数回繰り返される場所があり、この繰り返しを「マイクロサテライト」と呼びます。人によってその回数が変化する場合があり、その回数変化も遺伝子多型の一つです。

お酒を飲めない遺伝子のしくみ

遺伝子多型が個人差として現れる代表例、お酒に弱い人の例を見てみます。

お酒に弱い人が悪酔いするのは、アルコール（エチルアルコール）が分解されてできるアセトアルデヒドが原因です。このアセトアルデヒドが素早く分解される人はお酒に強く、分解速度が遅い、または分解されない人はお酒に弱い、または飲めないということになります。

この分解速度は、アセトアルデヒド脱水素酵素（ＡＬＤＨ２）に遺伝子多型があるかないかによって左右されます。[*11] ＡＬＤＨ２は５１７個のアミノ酸からできている酵素タンパク質です。このタンパク質の４８７番目のアミノ酸の組み合わせの一部が遺伝子多型で変化すると、アセトアルデヒドの分解速度が低下することが分かっています。

４８７番目のアミノ酸を決定する塩基の種類を分類すると、各染色体の父方、母方とも同じ型、一方だけが異なる型、両方とも変化した型に分かれます。一方だけが異なる型の人は、両方とも同じ型の人に比べアセトアルデヒドの分解速度が十六分の一に低下しているといわれ、両方とも変化した型の場合は、ほとんど分解できないといわれています。

お酒に強い、弱いという違いはアセトアルデヒド脱水素酵素に関係するものですが、子どもたちの脳の発達に関係する酵素タンパク質の遺伝子多型でも、それぞれの酵素反応に関連して違いが生じます。

遺伝子多型が影響する脳の発達

それでは、子どもたちの脳の発達に関係する酵素タンパク質などの遺伝子多型にはどのようなものがあるのでしょう。

これまでに見てきたように、子どもたちの脳内の神経機能に関連する部分にも遺伝子多型が存在します。タンパク質の設計図である遺伝子の多型を調べることは、子どもたちの治療において非常に有益なアプローチとなります。

この章では、それを以下の三つに分類して説明したいと思います。

①ホルモン受容体タンパク質の遺伝子多型→多動、攻撃性などに関係

②脳神経細胞のシナプスの構成やシナプス間に存在する神経伝達物質の受容体などに関する遺伝子多型→多動、常同運動などに関係

③ドーパミン、セロトニンなどの分解に関係する酵素タンパク質の遺伝子多型→多動、こだわり、気分変動などに関係

①ホルモン受容体タンパク質の遺伝子多型

男性ホルモンのテストステロンと、その代謝物であるジヒドロテストステロン（DHT）などを総称した「アンドロゲン」を例に、ホルモン受容体タンパク質の遺伝子多型について見ていきましょう。

アンドロゲンは、生殖器の変化をコントロールし、体型などの男性化を進めます。アンドロゲン受容体はアンドロゲンと結合して細胞内を移動し、遺伝子が存在する核まで

アンドロゲンを運搬する働きをします。

発達障害の一部では、アンドロゲン受容体の機能が高まりすぎる可能性があることが分かっています。この機能の変化は、遺伝子多型によって起こります。*12

三つの塩基の繰り返し回数であるマイクロサテライトの多型がアンドロゲン受容体には存在します。マイクロサテライトは車でいうサスペンションのような働きをしています。その繰り返し回数が少ないということは、サスペンションの利かない車に衝撃がダイレクトに伝わるように、この場合はアンドロゲンの作用が強く速く伝わるようになります。

アンドロゲン受容体は男児、女児の区別なく存在します。アンドロゲンは男性的な働きを高めるので、強く作用すると、行動的になり、時には攻撃的になります。

②脳神経細胞のシナプスの構成やシナプス間に存在する神経伝達物質の受容体などに関する遺伝子多型

神経細胞と神経細胞の間に広がるシナプス空間に神経伝達物質が放出され、受容体に

図12　シナプスをつなぐ2つのタンパク質

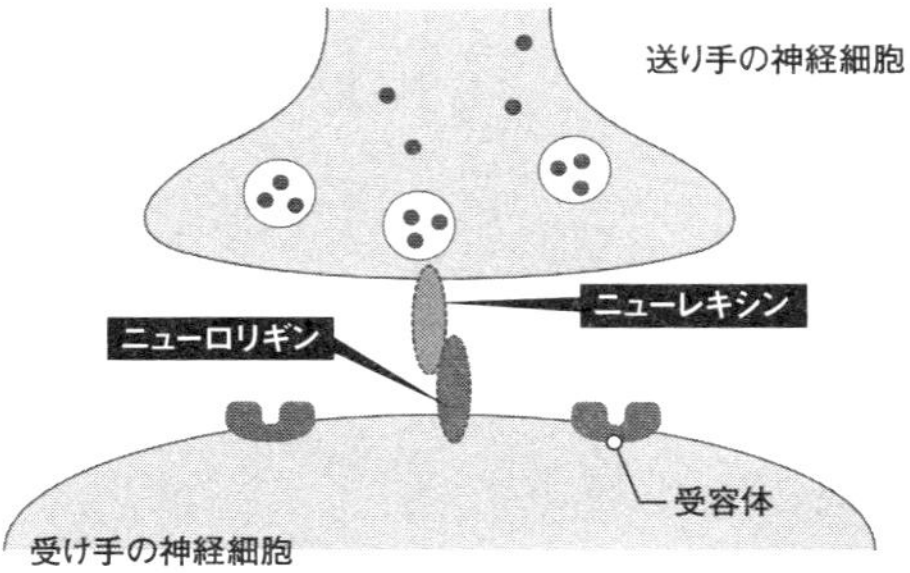

シナプス空間は、送り手側の神経細胞から出ているニューレキシンと、受け手側の神経細胞から出ているニューロリギンによって接合され、適度な距離を保っている。

結合するためには、シナプス空間の距離が最適の状態でなければいけません。この距離を維持するために、細胞の間を結ぶタンパク質「ニューレキシン」と「ニューロリギン」が存在しています（図12）。このタンパク質にも遺伝子多型が存在し、発達障害との関係が研究、報告されています。*13

発達障害の症状に関連する神経伝達物質の主なものに、グルタミン酸、ドーパミン、セロトニン、オキシトシンがあります。シナプスに放出された神経伝達物質をキャッチする受容体にも、遺伝子多型があります。

発達障害との関連で、グルタミン酸受容体の多型が研究、報告されています。グルタミン酸がグルタミン酸受容体に結合すると、細胞内にカルシウムイオンが流入し、細胞内への情報伝達が始まります。前章でも触れた通り、カルシウムイオンは神経細胞を刺激、興奮させ、学習力を高めたり、記憶力を増やしたりしますが、ある程度以上の濃度で存在すると、細胞は刺激を受け続けて疲労し、ついには細胞死へ進むことがあります。そのため、細胞内のカルシウムは速やかに排出される必要があります。この調整に、グルタミン酸受容体遺伝子の多型が影響していると考えられます。

セロトニンは攻撃性につながるドーパミンの働きを抑え、心に安定感をもたらします。セロトニン受容体に変異があると、セロトニンが十分に働かなくなります。セロトニン受容体と自閉症との関連も報告されています。

オキシトシンは出産時の子宮収縮や、出産後の乳汁分泌の際に重要な働きをする物質として知られていますが、神経伝達物質としての働きも最近注目されています。動物実験においては、オキシトシンが学習、記憶などに関係し、さらには仲間とのコミュニケーション行動にも影響することが分かっています。オキシトシンの働きが弱いと社会性が身につきにくいということもあるようです。このオキシトシンの受容体でも多型と発

図13　トランスポーターによる再取り込み

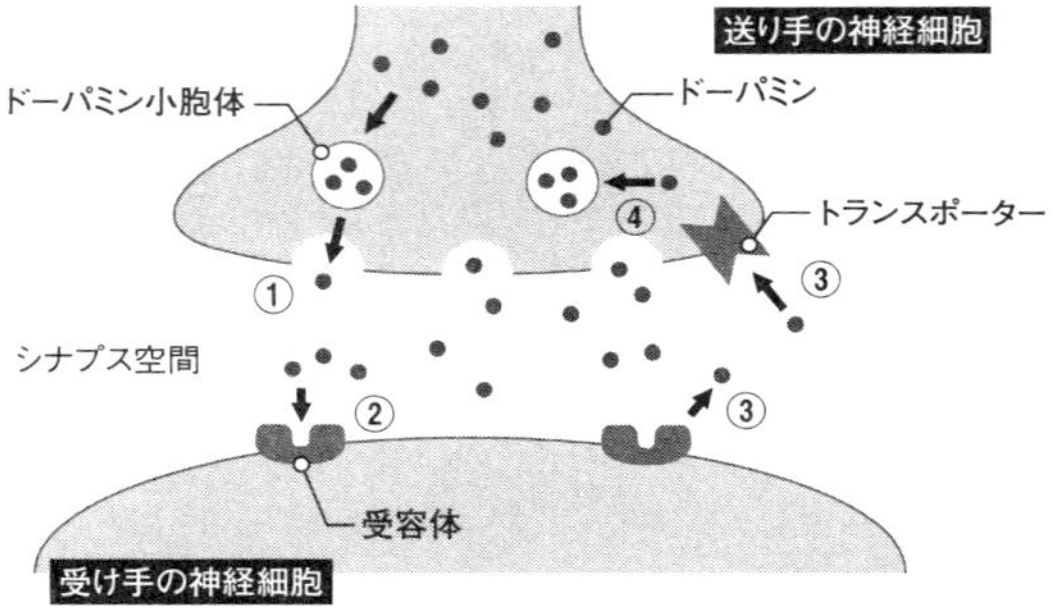

①送り手側の神経細胞からシナプスに放出されたドーパミンは、②受け手側の受容体に接合し情報を伝達する。③役割を終えると受容体から離れ、トランスポーターを通じて送り手側の神経細胞に再取り込みされる。④再取り込みされたドーパミンは、再び放出されるために小胞体の中に蓄積されるか、または分解酵素で分解される。

達障害の関係が研究されています。*14

神経細胞から放出されたドーパミンなどの神経伝達物質は、一方の神経細胞の受容体と結合して神経情報を伝えたあと、受容体との結合が外れ、二つの経路で処理されます。一つは、分解酵素によっての分解。ここで分解されなかった場合は、放出した側の神経細胞に存在するトランスポーターを通って再取り込みされます。再取り込みされた神経伝達物質は、再び放出されるために輸送用の小胞体の中に蓄積されるか、そうでなければ分解酵素で分解されてしまいます（図13）。

このトランスポーターにも遺伝子多型があります。[*15] トランスポーターの遺伝子多型により、ドーパミンの再取り込みの反応が遅くなる可能性があり、この結果、シナプスのドーパミン濃度が増加して、その作用を高め、多動や攻撃性に影響すると考えられます。

③ドーパミン、セロトニンなどの分解に関係する酵素タンパク質の遺伝子多型

役割を終えたドーパミンなどの神経伝達物質は、速やかに分解される必要があります。その過程でメチル基が結合するメチル化という反応が起きます。その際、必要な酵素タンパク質がCOMT（カテコール-O-メチル基転移酵素）です。COMTの一塩基多型によって、メチル基をドーパミンに結合させる速度が低下する場合があります。[*16] この結果、シナプスにドーパミンが蓄積し、多動傾向になる可能性があるのです。

また、COMT以外にもドーパミンを分解する酵素タンパク質として、MAO（モノアミン酸化酵素）があります。このMAOの一塩基多型においても、反応速度が低下し、その結果ドーパミンが増加し、多動傾向になる可能性があります。[*17]

環境汚染物質「水銀」とその有害性

ここまでは、発達障害について、遺伝子多型という遺伝的要因から考えてきました。次に、環境的要因である環境汚染物質と発達障害の関係を、水銀の例を参考に説明します。

環境中で問題のある水銀は、メチル水銀という有機水銀の形で魚類を通じて体内に入ります（図14）。体内に侵入したメチル水銀は、メチル水銀の形のままか、無機水銀に分解されて移動します。

水銀は、自然界ではイオウ原子と結合しやすい傾向があります。体内でイオウが存在する場所は、システイン、またはメチオニンというアミノ酸分子内のイオウ部分です。システインは共存するシステイン同士で手をつないで、タンパク質の立体構造を安定化させる働きをしています。このシステインの結合を切って、その間に水銀が入り込んで邪魔をする場合があるのです。この結果、タンパク質は本来の立体構造を維持できなくなります。また、このように水銀が結合したタンパク質は、本来の身体の中にはなかったものですから、白血球が見つけると異物として免疫反応（アレルギー反応はその一

図14　メチル水銀の侵入経路

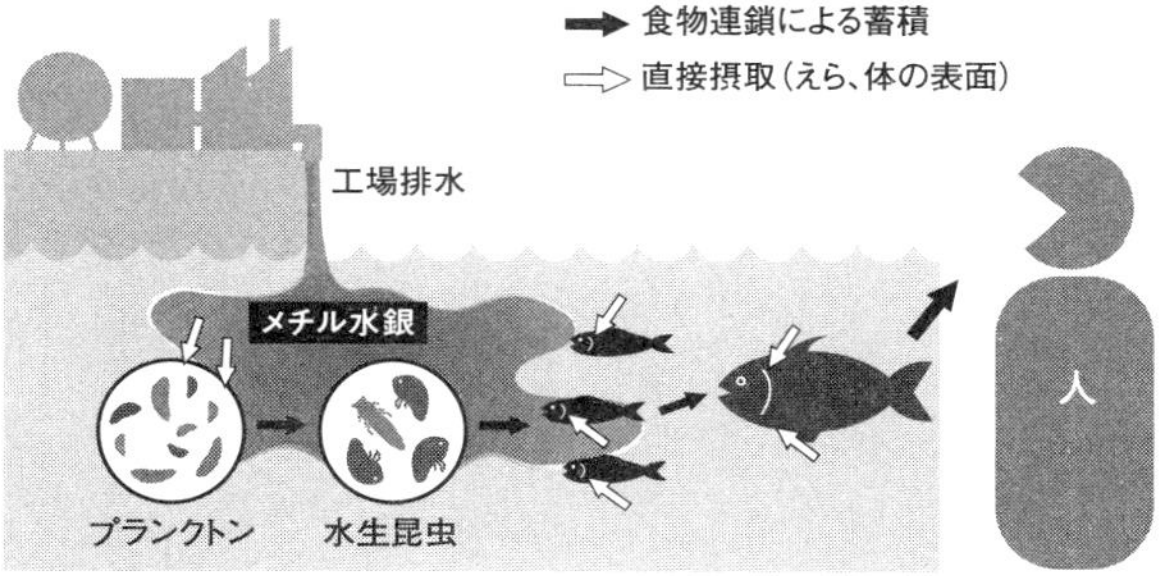

種）を起こします。

場合によっては、水銀が結合したタンパク質がタンパク質分解酵素によって分解されることがあります。分解されてしまうと、不純物である水銀は再びフリーになって身体の中を浮遊し、別のタンパク質のシステインに結合して同じことが繰り返される危険性があります。

また、水銀が結合したシステインが酵素タンパク質を構成する場合、体内の酵素反応を確実に行うのが難しくなります。

もしこのようなことが成長期の子どもたちの脳内で起きたとしたらどうなるでしょう。

学習力や記憶力に関係する海馬に影響すると、学力が伸びにくくなる心配があります。さらに、感情に関係する扁桃体に影響した場合は、感情が不安定になる可能性もあります。また、白血球などの免疫に関係する細胞に作用すると、免疫機能の低下につながる危険性もあります。

現在、発達障害における水銀の有害性には異論があります。メチル水銀による健康障害として知られる水俣病が確認されたあとに、発達障害の子どもが増えたという疫学研究の事実はないという主張があります。

一九六〇年代頃から問題になった公害である水俣病。最初は猫がふらふらと踊るようになることが話題になりました。そして、人間にも全身に神経症状が出て、普通に手足を動かせず、勝手に手が動くなどの症状が見られ、重症の場合には亡くなることもありました。

当時、水銀に汚染された魚類を食べた母親が、水俣病を発症しなかった例があります。しかしその一方で、そうした母親から水俣病の子どもが生まれたという事実があります。母親の胎盤を通じて濃縮された水銀が、胎児の脳へ大きなダメージを与えていました。

この状態は、胎児性水俣病と呼ばれています。

大量の水銀が脳神経を含めた体内のタンパク質と結合して、神経細胞に回復不可能なダメージを与え、障害となったのです。胎児性水俣病となって出生された方々は、その方自身が次に子どもを生むということは少なく、このため、その段階では発達障害の子どもたちは、疫学的に増加しなかった可能性があります。

しかし、胎児性水俣病研究の第一人者である原田正純氏の論文には、水俣病問題発生から十年以上が経過して生まれた同地域の子どもたちの中に、学習障害的な症状を示す子どもたちの存在（小児性水俣病）がはっきりと記されています。[*18]

セーシェル諸島とフェロー諸島での調査結果

一九九〇年代からセーシェル諸島（アフリカの東側）とフェロー諸島（ノルウェーの西側）で、魚の摂取による子どもたちの発達への影響に関する疫学研究が行われました。

セーシェル諸島では普通の小魚にあたる魚を常食し、フェロー諸島では調査捕鯨で得られたクジラを週に一回から二回食べるということでした。数年間の調査研究を行い、セーシェル諸島では明らかな影響があるとは認められないという結果になりましたが、[19]フェロー諸島では発達に影響が出たとの報告がされました。[20]

日本国内ではセーシェル諸島の疫学研究結果を採用する流れになっています。セーシェル諸島でとれる魚種が日本の魚種に近いということが一つの理由です。たしかに日本国内では、フェロー諸島のように日常的にクジラ（メチル水銀濃度0・1～0・7μg／g）を食べることはありませんが、メチル水銀濃度の高いマグロ（メチル水銀濃度0・5μg／g）のような魚を一週間に二回以上摂取すると、フェロー諸島に近い食生活になる可能性があります。ちなみにサバや鯛のメチル水銀濃度は0・07μg／g程度となって一桁程度少なくなっています。

さらに、フェロー諸島の研究では一九七〇年代から大きな問題になったPCB類の影響も指摘されていますし、水銀と鉛の複合的な影響も報告されています。

今や、全世界の海水がメチル水銀やPCB類などで微量汚染されている状況です。食事から侵入する魚類の水銀は微量ですが、長期にわたって慢性的に蓄積していく過程で複数の因子（環境的要因と遺伝的要因）が重積されて障害へとつながることも考えられます。

子どもたちは胎内にいるときに、母親の胎盤を通じて微量の水銀の蓄積にさらされている可能性が高いと考えられます。となれば、出生後に食事を通じて汚染されることを、可能な限り避ける必要があると思います。

疫学研究が抱える問題点

さらにもう一点、疫学研究そのものについての重要な問題点に関して少し説明しておきます。

「疫学」とは簡単にいえば、人間を中心とする集団における健康と疾患に影響を与える要因について、統計学を用いて評価する学問のことです。

たとえば、高血圧と塩分の関係を集団で調べることにより、塩分の多量摂取が高血圧を助長すると判断されてきました。そして、高血圧になってしまって降圧剤という薬剤を利用する際には、その薬剤の効果をできる限り多くの人々のデータを用いて評価する疫学研究が重要になります。集団に参加した個人個人ではその効果に違いがあっても、その人数を増やしていったときにある一定の効果が得られれば、その薬剤は効果ありと評価されます。集団の中の少数の人々には効果（有効性）がなかったとしても、それはプラスの効果になるものがゼロだったということで必ずしも大きな不利益にはなりません。

一方、有害性の評価においても疫学が用いられます。セーシェル諸島とフェロー諸島の子どもたちに対する魚中のメチル水銀の影響調査がそれにあたります。セーシェル諸島の結果では、集団の統計的な処理において、メチル水銀の影響がなかった（有害性ゼロ）という判断になっています。しかし、これは確率的な問題なので、統計的処理の過程である程度の子どもたちには有害な影響が出ている可能性があります。統計処理すると、これらの子どもの存在は切り捨てられていくのです。統計のマジックで「有害性ゼロ」と判断されてしまった結果、本来有害物質さえ避けることができれば影響を受けずに成長することのできた子どもたちが影響を受けてしまう可能性もあるのです。

これは疫学研究に必要な統計的処理に必ずつきまとう問題ですが、なぜ、このようになるのでしょうか。それは疫学研究が集団を対象にしていて、個人差による多様性を考慮できないからです。

疫学研究で多様性をできる限り考慮することは、調査対象となる人数を増やすことにほかなりません。人数を増やすことで、多様性を一定に近づけることになり、そのデータの確かさが高まるからです。しかし、このようにしても切り捨てられる子どもたちは出てきます。

特に、各遺伝子の多型には、民族によって異なる特性があります。

メチル水銀の排泄に関係するタンパク質にグルタチオンS転移酵素（GST）というものがあります。[*21] グルタチオンを水銀に結合させて排泄を促進させる酵素タンパク質ですが、このタンパク質の設計図である遺伝子にも多型があり、その存在比率は民族ごとに異なっています。

セーシェル諸島のアフリカ系の子どもたちとフェロー諸島の北欧系の子どもたちのGSTの遺伝子では、民族的にフェロー諸島の子どもたちのほうに反応速度が遅くなる変異型の比率が高いことが分かっています。このため、メチル水銀の排泄に時間がかかり、その間に水銀が脳神経のほうへと移動する危険性が高まります。

また、脳神経の炎症を起こす可能性がある活性酸素の影響を減らす際に働くＮｒｆ２というタンパク質の遺伝子多型でも、民族的にフェロー諸島の子どもたちに変異型の比率が高くなっています。この活性酸素はメチル水銀により発生します。このためフェロー諸島の子どもたちはメチル水銀によって脳神経の炎症を起こしやすい可能性がります。

このような民族による違いは疫学研究の際に十分に考慮されていません。疫学研究に参加した子どもたちの遺伝子多型を調べることは検査対象になっていないからです。セーシェル諸島とフェロー諸島の疫学研究はかなりの長期にわたって行われ、複数の論文がその研究内容の確かさを主張するために報告されています。しかし、遺伝子多型などの根本的な違いを考慮せずに議論をしても、メチル水銀の有害性に関する正しい結論は出ないと思います。

より科学的に考えるならば、魚種や遺伝子多型のために影響の出る子どもたちと、影響が出ない子どもたちの違いを考慮する必要があります。子どもたちの将来を考えるなら疫学という数学的処理ではなく、一人一人を重要視する生物学的な判断に立つ評価を行うことが大切ではないでしょうか。

ＭＭＲ（新三種混合）ワクチン論文をめぐる問題

食用魚類の中のメチル水銀と同じように問題提起されているのが、ワクチン中の水銀防腐剤「チメロサール」の一部であるエチル水銀です。ここでエチル水銀についての説明を行う前に、誤った解釈が行われているＭＭＲワクチンについて記しておきます。

ＭＭＲワクチンは、麻疹（Measles）、流行性耳下腺炎（おたふく風邪＝Mumps）、風疹（Rubella）に対する免疫力を高めるためのワクチンで、その名前はそれぞれの英語病名の頭文字を取ってつけられています。これは生ワクチンといわれるタイプで、その中に弱毒化したウイルスの一部が含まれています。日本では一九八九年から接種開始されましたが、無菌性髄膜炎という副作用が発生したことから一九九三年に中止となりました。その後、副作用の原因となった流行性耳下腺炎ワクチンを除いた麻疹・風疹混合（ＭＲ）ワクチン接種が再開されています。

このＭＭＲワクチンが一九九八年、イギリスで大きな議論を巻き起こしました。消化器外科医であったウェイクフィールド医師が、MMRワクチン接種による腸炎と発達障害との関連を医学雑誌Lancetに報告したからです。*22 MMRワクチン接種後に腸炎症状が出現し、さらに脳の発達に影響したというのです。この論文は大きな反響を巻き起こし、イギリスではMMRワクチン接種を控える動きとなり、麻疹や風疹などの感染症が増加する結果となったと問題にされました。

発達障害の子どもたちの消化管の弱さは基本的な問題として指摘されていましたが、そこに免疫力を高めるワクチン接種が重なって腸炎症状が増強したと考えても不思議はありません。

しかし、ことはそんなに簡単ではなかったのです。イギリス政府とワクチンを製造している製薬会社サイドから論文の信憑《しんぴょう》性を攻撃する文書が繰り返し提出され、さらにはウェイクフィールド医師が患児の親たちから研究費を受け取っていたという指摘まで出てきて、論争の最後には論文の抹消が行われました。インターネット上で確認できる論文には無残にもRetracted（抹消）という朱文字が毒々しく重ねられています。

このRetractedという朱文字をよけながら論文を読んでみても、MMRワクチンが自閉症発症の原因だと書いているようには見えません。もしかすると朱文字の下に隠されているのかもしれませんが、その前後を繰り返し読んでも、自閉症の発症原因とは読めません。

この論文抹消騒動が問題なのは、水銀防腐剤チメロサールについて、大きな誤解を生む結果になってしまったという点です。論文が抹消されたことによって、MMRワクチンの中に入っている水銀防腐剤チメロサールは発達障害に関係しない、という大きな誤解が定着してしまったのです。

しかしこれは初めからまったく論外な話です。MMRワクチンは生ワクチンで、ウイルスの一部が生きているものですから、この中に殺菌、殺ウイルス作用のある水銀防腐剤を混入させることはありません。もし、製薬会社の製造ライン上でミスがあったとしても、初めから添加する予定のないものが混入することはないはずです。しかし、どこでどう間違ったのか、ウェイクフィールド論文の中にチメロサールの問題指摘があると誤解されて広まってしまったようで、Lancet誌は改めてMMRワクチンには水銀防腐剤チメロサールは混入していないという文書を載せました。

しかし、一度誤って報告された情報は世界中を一瀉千里《いっしゃせんり》で駆けめぐり、日本の厚生労働省の通達文書から一般の医療関係者の文書の中にまで、MMRワクチンとチメロサールの間違った関係が記されています。

ここできちんと説明しておきたいと思いますが、日本国内では、水銀防腐剤のチメロサールを含有するのは不活化ワクチンである三種混合ワクチン（DPT）、B型肝炎ウイルスワクチン、インフルエンザワクチン、日本脳炎ワクチンなどです。生ワクチンであるMMRワクチンにチメロサールが入ればワクチンの効力自体がなくなってしまいますから、間違ってもチメロサールは入っていません。

水銀防腐剤チメロサールと発達障害

私の小児期には、擦り傷に赤いマーキュロクロムは必需品のようなものでした。皮膚に塗ってしばらくすると、赤い液が乾燥して少し光沢を持って見えましたが、この光沢は水銀の影響だったのです。そして、子どもたちの発達のサポートをするようになってからは、チメロサールという言葉を繰り返し耳にするようになりました。

チメロサールはエチル水銀とサリチル酸という化学物質が結合した構造をしています。一九四〇年頃から、殺菌効果があるために薬剤へ添加され、防腐剤に使われるようになりました。アメリカでは一九八〇年代後半から一九九〇年代にかけて、ワクチン接種回数の増加などの影響で、生後六カ月間に体内に入るチメロサール総量は375μg（一回分10～25μgを十回以上接種で水銀量はその半分）に達していました。

これに対して、日本ではインフルエンザワクチン0・5mlにチメロサール50μg（水銀含量25μg）が含まれ、二回の接種でチメロサール100μgが体内に入っていました。二〇〇一年以降は、この十分の一に減量されています。

一方、発達障害の患児は一九四〇年代から確認され、一九七〇年には子ども千人に対して一名、一九九六年には子ども五百人に対して一名、さらに二〇〇〇年の報告では子ども百五十名に対して一名の割合で診断され、増加しています。

この状況の中、アメリカ下院議員のダン・バートン氏の孫の自閉症発症も関係して、チメロサールについての調査委員会が立ち上げられ、二〇〇〇年にこの委員会から提出された報告書が[*23]、チメロサールの神経毒性などの影響を明らかにしました。反対意見も根強かったのですが、灰色であって潔白ではないとの判断でチメロサールは使用禁止となったのです。

この判断に関連して、いくつかの論文発表が行われています。二〇〇二年発表の製薬会社関連の研究では、当然のことともいえますが無害という結果が報告されています[*24]。その内容は、乳幼児にチメロサール含有ワクチンと含有していないワクチンを接種して、二カ月後と六カ月後の血液、尿、便中の水銀を測定し、血液中の濃度が安全域であったということからの無害という判断でした。ただし、この論文では乳幼児の脳内の水銀濃度測定は行っていません。

その後、二〇〇四年のアメリカ国立環境衛生科学研究所の研究では、注射投与によりチメロサール（1・7μgHg／g組織当たり）はメチル水銀（16μgHg／g組織当たり）に比べると十分の一程度と少ないが、確実に脳内から検出されると報告しています[*25]。

その後、前述の製薬会社関連の研究では、二〇〇八年に再びチメロサールの血液動態に関する報告をしています[*26]。今度はチメロサール注射後十二時間後と三十日間の血液中水銀濃度の測定です。この結果として、チメロサール中のエチル水銀はメチル水銀より早期に血液中より便中に排泄されたと報告しています。このときも脳内の水銀濃度を測定していないため、アイルランドの研究者によってこの点が問題として指摘されていますが、正確な返答ができないままで終わっています。

さらに、細胞レベルの研究では、アメリカの研究グループはチメロサールが白血球の一種であるT細胞のミトコンドリアに影響を与えて細胞死を誘導することを示し[*27]、別のグループはヒトの神経細胞でDNAへのダメージを起こして細胞死を誘導することを報告しています[*28]。

二〇〇三年以後、チメロサールについての疫学研究論文が報告されています。これらの数件の疫学研究ではチメロサールの有害性を認めていません。しかし、これはあくまで疫学研究であり、遺伝子多型のために水銀排泄能力が低く、有害性が出やすい子どもたちの存在は無視されているのです。メチル水銀と同じように、チメロサール中のエチル水銀が子どもたちの脳内に侵入して、神経細胞死を起こせば、脳の発達に影響することは明らかです。

アメリカでは、いまだにチメロサールの有害性に関する研究や議論が続いていますが、一部の大学を除き、日本国内にはそれらの情報がほとんど入ってきません。それどころか、前述のように厚生労働省が作成した医療機関への通達文書でさえ、間違った情報が記述されていたりするのです。*29

なお、日本国内でのチメロサール添加は次第に制限されてきていますが、不活化ワクチンである三種混合ワクチン（DPT）、インフルエンザワクチン、日本脳炎ワクチン、B型肝炎ワクチンなどの一部にはまだ含有されているので、予防接種を受けるときにはチメロサール抜きのワクチンかどうかを確認する必要があります。

環境汚染物質「鉛」とその有害性

メチル水銀やエチル水銀の有害性について記してきましたが、それと同じくらい影響の大きい環境汚染物質である鉛についても説明しておきましょう。

ベートーヴェンは音楽家としては致命的な聴力障害（難聴）に苦しみました。この原因として最近、ベートーヴェンが鉛中毒であったことが推測されています。残された彼の毛髪から通常の百倍以上の高濃度の鉛が検出されたのです。原因としては、当時、ワインに甘みをつけるために使用された酢酸鉛の影響が考えられています。ワイン好きのベートーヴェンが飲んだワインの中の鉛化合物が原因というわけです。さらにローマ時代にまでさかのぼると、鉛製のコップを使ってワインを飲んでいた貴族たちも鉛中毒になっていた可能性があり、ローマが滅びた原因の一つに鉛汚染を挙げている研究者もいます。

鉛は、水銀同様、古くから問題視されている環境汚染物質です。かつて、その汚染源は鉛を含むガソリン（有鉛ガソリン）でした。現在、国内では有鉛ガソリンの使用は中止されていますが、使用されていた時代に環境中に飛散した鉛が現在も土壌中に存在し、食物などに含有されている可能性があります。なお、発展途上国ではまだ有鉛ガソリンを使用していて、鉛汚染が続いている場合もあります。

また、現在進行形の国内の鉛の汚染源としては、水道管があります（図15）。鉛の水道管は昭和五十年代頃までは使用が許可されていました。それ以降、道路の地下に埋設さ

図15　水道管と鉛

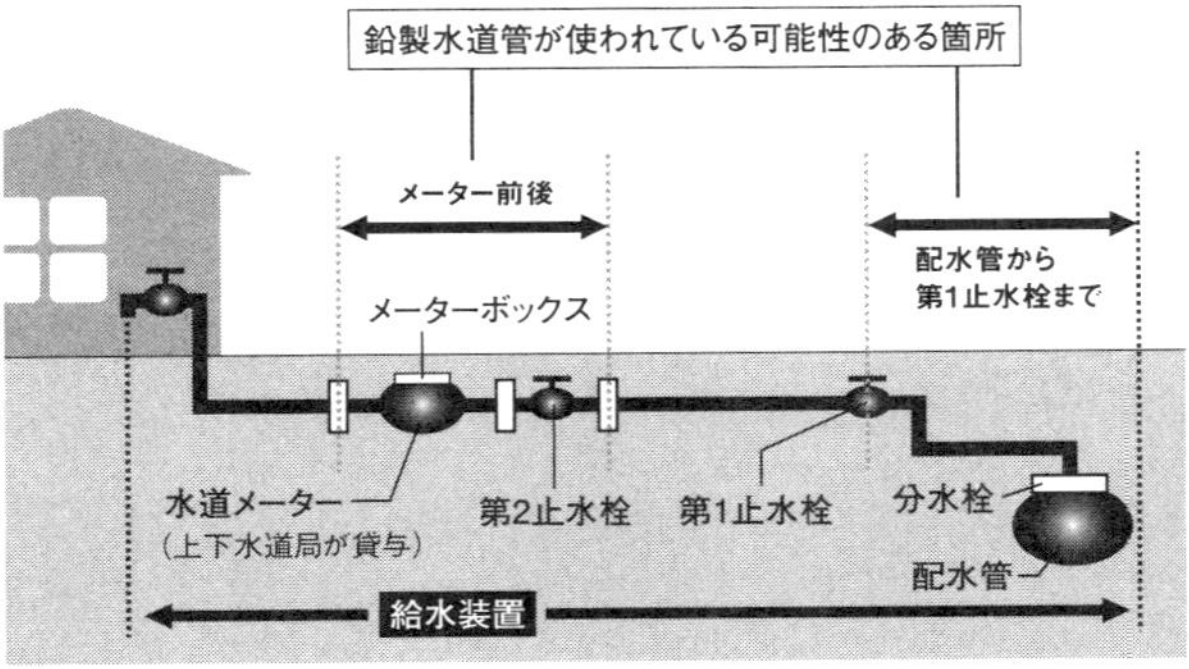

本管から引き込まれた各住居への引き込み管の部分(特に水道メーターの前後)には、まだ鉛管が利用されているところがある。

れている太い水道管は逐次ステンレス管に変更されています。

しかし、本管から引き込まれた各住居への引き込み管の部分（特に水道メーターの前後）には、まだ鉛管が利用されているところがあります。本管の変更は水道局の管轄ですが、引き込み管の変更は土地所有者の自己負担になるのです。家庭への引き込み部分の水道管の切り替えが遅れているためか、工事費の補助をするという情報が最近の水道局のホームページに載っていました。

水道局は、浄水場からの水の純度が高いことをテレビの広報番組でＰＲしていたことがありました。しかし、浄水されてきれいになった水道水でも、住宅の引き込み部分にある老朽化した鉛管を通過する際に、鉛が溶け込む可能性はあるのです。

鉛の乳幼児への影響

鉛に身体が汚染されているかの指標としてもっとも多く使われるのは血液中の鉛（血中鉛）の濃度です。血液に入った鉛の濃度が半減する時間（半減期）が短いことから、血中鉛からは比較的最近の汚染の状態が分かります。濃度が上昇する原因としては、体外から入った場合と、以前に体内に入って骨に沈着したもの（半減期は約十七〜二十七年）が改めて溶け出す場合があります。

鉛の中毒症状としては、急性中毒の場合は感情鈍麻、落ち着きがない、怒りっぽい、注意力散漫、頭痛、筋肉の震え、腹部痙攣、腎障害、幻覚、記憶の喪失などがあり、脳障害は血中鉛濃度が成人で１００〜２００㎍／dℓ、小児で80〜１００㎍／dℓで起こり、鉛中毒による急性脳障害で死亡のリスクがあるとされています。[*30]慢性的な影響を見てみると、神経系、及び内分泌系障害が特徴的ですが、臨床所見は明らかでないことも多くなっています。

乳幼児では脳機能が発達段階にあるうえ、血液脳関門が未熟であることから、中枢神経系への影響を受けやすいためにハイリスクグループとして位置づけられています。

一九八〇年代以降、鉛汚染が小児の神経行動学的発達を抑制する可能性を調べるため、多くの疫学研究が主にアメリカにおいて行われています。一九九〇年代初頭には、アメリカ環境保護庁やアメリカ疾病管理予防センターは血中鉛濃度10μg／dlを超えないよう勧告しました。[*31] これは、急性中毒で脳障害が起きる濃度の十分の一の数値です。

この数値設定が正しいのかどうか、二〇〇三年アメリカで百七十二名の小児を対象に、血中鉛濃度と知能指数との関係について、五年にわたって検査が実施されました。この結果、血中鉛濃度が10μg／dl以下でも知能指数（IQ）の低下が認められました。[*32] さらに、二〇〇八年、同じ子どもたちの集団で六年後の影響を調べ、10μg／dl以下でも継続して知的機能の低下が認められると報告しています。[*33]

二〇〇七年には八千六百二十七名の小児を対象に四年生修了時の進級テスト結果と一〜二歳時の血中鉛濃度との関連が報告されました。[*34] その結果、驚くべきことに、血中鉛濃度2μg／dℓでも、進級テストの有意なスコア低下が見られたのです。

このような長期にわたる疫学的調査の結果を踏まえると、環境汚染物質である鉛には安全性の点で、許される血中濃度の閾値《いきち》はなく、可能な限り取り込まないことが重要だと考えられます。

海外では、母親の胎内にいるときの鉛汚染も重要視されています。

メキシコの国立周産期研究所の研究グループは、胎盤を通じての妊娠二十八週頃の鉛汚染は子どものその後の知能発達を左右し、永続的な影響を持つ可能性があると判断しています。[*35] ここでも、それ以下なら大丈夫という濃度、すなわち閾値があるという証拠はなく、鉛のIQへの強い影響は2〜3μg／dℓでも起こっていたと報告されています。

鉛汚染とADHD

血液中の鉛濃度は、聴覚障害や物事に注意を向ける能力の障害、暴力傾向を生じることなどとの関係についても研究されています。鉛中毒の子どもはストレスを上手に扱えず、暴力を爆発させる傾向が強いとの報告もあります。また、最近では血中鉛濃度と注意欠陥多動性障害（ADHD）との関係を報告している文献も認められます。
アメリカの研究では、八歳から十七歳までのADHD群九十七名とそうではない対照群五十三名の血中鉛濃度を比較したところ、それぞれの平均血中鉛濃度が1・26μg／dℓと1・0μg／dℓとなり、ADHD群のほうが高くなっていることが分かりました。[*36]
また、中国の研究者グループは、四歳から十二歳までのADHD群六百三十名とそうではない対照群六百三十名の血中鉛濃度を測定し、ADHDとの関係を調べています。[*37]ADHD群の平均血中鉛濃度は8・77μg／dℓ、対照群は5・75μg／dℓとなり、ここでも関連性があることが示唆されています。
ただ、アメリカと中国の数値に大きな差があることが気になります。アメリカのADHD群の平均血中鉛濃度は2μg／dℓ以下ですが、この数値では鉛単独でADHDへの影響があるのかどうかは明らかではありません。しかし、前述したフェロー諸島の子どもたちを調査した岡山大学の報告によれば、メチル水銀と鉛の相互的な影響で認知機能の低下が起きることもあるとされています。こうした観点からは、複数の有害物質の影響を考慮する必要があると思います。

鉛と認知症の関係

鉛が水に溶けてイオン化するとカルシウムイオンとよく似た形になります。そのため、カルシウムイオンになりすまして、体内に侵入しやすくなります。特に、血液中のカルシウムイオンに関係するビタミンD受容体遺伝子に遺伝子多型がある人の中には、カルシウムイオンの代わりに鉛を取り込みやすい体質の人がいます。体内に侵入した鉛は、カルシウムイオンになりすまして骨に沈着したり、脳内に侵入したりします。

脳内に侵入した鉛は、人間の化学エネルギーであるATP（アデノシン三リン酸）のリン酸の酸素部分に結合します。リン酸は普通、マグネシウムと結合して安定していて、細胞外からの情報を伝達する際に細胞内でリン酸のバトンタッチが行われます。ところが、細胞内の重要な生命活動に利用されているATPの一部にあたるリン酸に、マグネシウムを押しのけて鉛が結合すると、そこで情報の伝達が途絶えてしまう恐れがあります。

細胞内の化学エネルギーであるATPはさまざまな生命活動に利用されています。その重要な働きの一つに細胞膜におけるポンプを動かしていることがあります。

カルシウムイオンが細胞膜を通過しようとするとき、カルシウムイオン濃度の高い細胞外からカルシウムイオン濃度の低い細胞内に流入する際には、チャンネルを利用します。これは、歩いて降りる階段のようなものです。高いところから低いところに向かうためにあまりエネルギーを必要としません。

しかし、細胞内から細胞外へとカルシウムイオンを戻す際には、エネルギーが必要となります。このときのエネルギーがATPです。ATPからうまくエネルギーを引き出せるとポンプはエスカレーターのようにカルシウムイオンを低いところから高いところへと移動させますが、それができないとカルシウムイオンは細胞内に滞ることになります。

鉛が存在するとATPから効率よくエネルギーを引き出すことができなくなり、カルシウムイオンは細胞内に蓄積していきます。カルシウムイオンが細胞内に蓄積すると、神経細胞がダメージを受けてしまいます。

遺伝子多型によって水銀や鉛の影響を受けやすい体質や個人差があるところに、たとえ微量であっても水銀や鉛の慢性的な蓄積があると、神経細胞はゆっくりとダメージを受けます。自然環境はかつてほど汚染されていないように見えますが、世界のどこかで汚水処理されていない産業排水が今も海水に流れ込んでいます。また、ステンレスに交換されていない老朽化した鉛の水道管からは、今日も鉛が溶け出しています。発達途上の子どもたちの脳をむしばむ環境は、今も変わっていないのです。

なお、大人の認知症の発症メカニズムの研究も精力的に行われていますが、まだ決定的な解決には至っていません。しかし、研究論文を見ますと、鉛や水銀などの有害ミネラルによるタンパク質への影響、活性酸素の発生などの影響が根底にあることを推測させるデータも出ていますので、大人も注意が必要であることは同じです。

第四章

発達障害の検査と治療

遺伝子多型の影響を検査で確認する

これまで見てきたように、発達障害は、水銀、鉛、ＰＣＢ、ダイオキシンなどの環境汚染物質による子どもたちの脳への影響という環境的な要因に加え、遺伝的な個人差である「遺伝子多型」という要因を診察の中心に据えなければ解決できません。

遺伝的な要因を検討するというのは、決して特別なことではなく基本的なことです。たとえば、生活習慣病の一つに高血圧症があります。これは高血圧になりやすい遺伝子があり、その遺伝子を持つ人が塩分の多いものや脂っこいものを多食すると、高血圧症を発症したり悪化したりしやすいと考えられています。この場合、遺伝的な要因と食生活などの後天的な要因がある程度重なることで高血圧症が発症します。発達障害における遺伝的な要因と後天的な要因は、もっと深く複雑に影響し合っているのではないかと考えられます。

遺伝子多型がさまざまな体質の差や個性につながるように、子どもたちが発達問題を実行する過程でも、遺伝子多型はさまざまな個人差を生み出すと考えられます。これまでに見てきたように、子どもたちの脳内の神経機能に関連する部分には多岐にわたる遺伝子多型が存在します。神経伝達物質であるドーパミン機能などに関係するホルモン受容体、ドーパミンなどの神経伝達物質とその受容体、シナプスの構成に関するタンパク質、ドーパミンやセロトニンなどの分解に関係する酵素など、すべてはタンパク質でできていて、これを作る設計図である遺伝子の多型を調べることは、子どもたちの治療においても非常に有益なアプローチとなります。

多くの論文を検討し、今、私は子どもたちの脳内の状態を調べるために項目を増やして、遺伝子多型検査の検討を行っています。

毛髪ミネラル検査で身体の汚染度をチェックする

遺伝的要因について検査をするほかに、後天的要因の一つ、環境的要因についても調べる必要があります。つまり、子どもたちの脳が環境汚染物質によってどの程度の影響を受けているかということが重要なのです。

たしかに現代のように有害な産業廃棄物が大量に環境中に排出される以前にも、火山の噴煙中には水銀蒸気が混ざり、鉱物を豊富に含む山々からはカドミウムなどの重金属が河川水に溶け出して下流域へと流れていました。しかしこの頃は、人間の体内に断続的に有害物質が侵入しても、量がごく微量であったので、それらを体内でできる限り無害化（解毒）して体外へ排泄し、健康を維持できていたのです。

しかし、過去数十年の間にこの環境は大きく様変わりしました。過剰になった環境汚染物質は水俣病やイタイイタイ病などの公害病を引き起こしました。その後、地域ごとに産業廃棄物の廃棄処理が進み、短期間に大量の有害物質が環境中に放出されることは少なくなりました。

とはいえ、いったん環境中に放出された水銀、ＰＣＢなどは分解されるどころか、食物連鎖によって生物の間を濃縮されて循環し、最終的には大型魚などの食材として人間の体内に侵入し続けています。そして、発展途上国の産業振興から環境汚染物質は今後も地球上に増加する可能性があります。

このような状況では、人間に本来備わっているデトックス能力をもってしても、確実に健康を維持していくことは難しいように思えます。さらに、これからの未来を担う子

図16　毛髪への有害物質とミネラルの蓄積

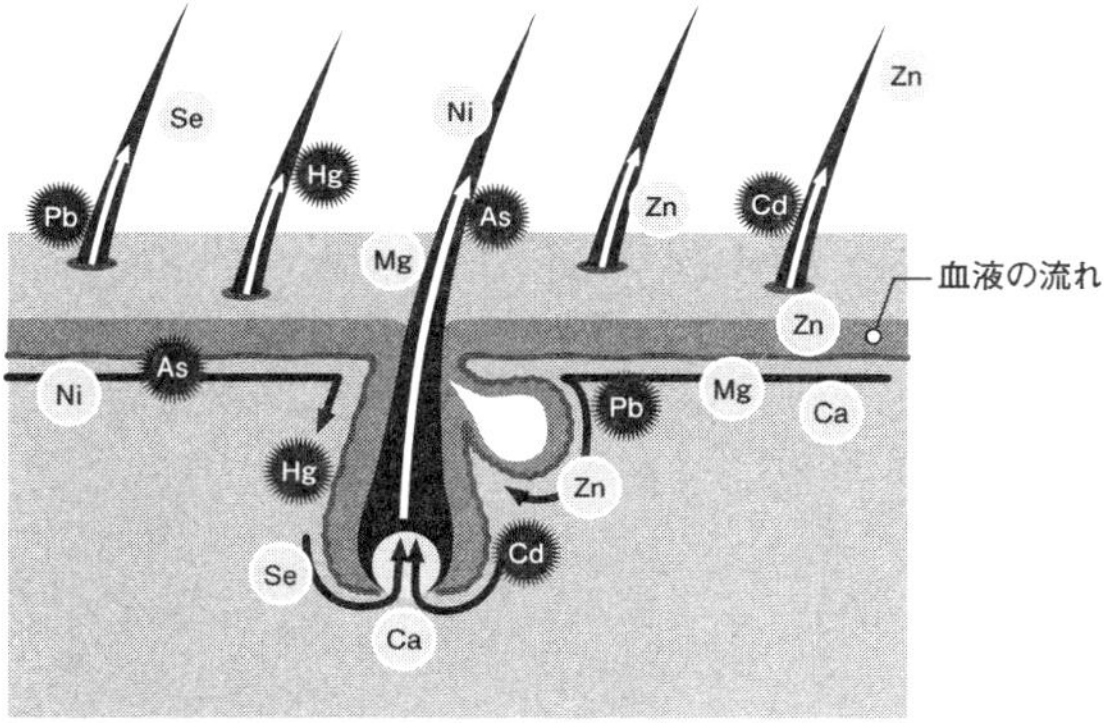

体内に取り込まれた有害物質やミネラルは、毛髪に濃縮される。

どもたちや将来生まれてくる子どもたちは、彼らのデトックス能力をはるかに超えた重荷を背負わされることになります。これまでに大人たちが生み出した災禍のしわ寄せが、これからを生きる子どもたちに及ぶことは避けられそうにありません。

体内に汚染物質が侵入した場合、血液に溶けにくい成分は、肝臓で解毒処理が行われて糞便《ふんべん》で排泄されるか、腎臓から尿となって排泄されます。それ以外で体外へ排泄する器官としては、皮膚があります。そして、その皮膚が形を変えたものとして、爪や毛髪があります。血液中を循環する汚染物質やミネラルは爪や毛髪に移動して、しばらくの間そこに蓄積されます（図16）。

水銀や鉛などの有害物質が体内に侵入する量は基本的には微量ですが、それが慢性的に持続する傾向があります。このため、糞便や尿中の濃度が低い有害物質でも、微量に慢性蓄積されている爪や毛髪ではある程度に濃縮されていて濃度測定がしやすいのです。水俣病による有機水銀中毒が問題になったときも、血液中や尿中の水銀濃度に加え、毛髪中の水銀濃度が測定されて、水銀汚染の評価が行われました。

毛髪ミネラル検査では、毛髪を数cm単位で切り分けて濃度測定を行うと、水銀蓄積の経時変化を調べることができます。濃度変化を調べると、いつ頃から汚染が強くなったのかを判断できる場合があるのです。

毛髪ミネラル検査とミネラルの影響

体内の水銀や鉛などの濃度を測定するにはどうしたらよいでしょう。

血液中の濃度を測定する場合は、血液と細胞間で物質の移動があり、その状態を変化、安定させる恒常性（ホメオスタシス）が維持されるため、血清中と血球中の両方の濃度測定が必要になります。特に水銀や鉛は細胞膜の中のタンパク質との結合が起こるので、血清中だけの評価には注意が必要です。

尿中の濃度測定は、一方通行の排泄結果を測定することになります。ある程度の排泄状況を知ることはできますが、正確に測るためには一日蓄尿するか、毎日早朝に尿を採取して測定する必要があります。

このようなことを考えると、一般の家庭で測定するには毛髪の濃度測定が適当ではないかと思います。実際に私が行っているのも毛髪ミネラル検査です。この検査で注目する数値は、水銀、ヒ素、鉛などの有害物質と、子どもたちに必要なカルシウム、マグネシウム、セレニウム、亜鉛などの各種ミネラルです。

●水銀

水銀は魚類、特に大型魚を食べることで体内に確実に増えていきます。回転寿司の普及で、マグロなどの高級な大型魚が手頃な値段で食べられるようになりました。最近では「マグロが大好物」という子どもも少なくありません。しかし、脳神経系のバリアーが十分に発達していない子どもが大型魚を食べるのは、かなり危険なことなのです。たとえDHA（ドコサヘキサエン酸）を豊富に含んでいて脳の栄養になるといっても、同時に有害な水銀を摂取してしまっては元も子もありません。

海産物から水銀を摂取すると、ヒ素も並行して増加します。ヒ素は海底火山から放出されていますが、微生物の中では無機ヒ素が有機ヒ素になって有害性は低減しています。毛髪ミネラル検査のデータで水銀とヒ素が両方増加していれば、水銀汚染源は海産物、特に大型魚と判断できます。

●鉛

毛髪中の鉛濃度の増加は、ステンレス水道管への切り替えができていない鉛管中の鉛が水道水に溶け出したためと考えられます。汚染されている場合は、水道水をしばらく流し続けたあとでも、微量の鉛は存在しています。

一般の浄水装置には鉛の除去ができると明示されていますが、80％程度が除去できれば浄水装置の除去能力としては十分だという基準になっているようです。できれば、高度浄水ができる逆浸透膜浄水装置を使うのがよいと思います。逆浸透膜浄水装置では、99％以上の鉛と鉛以外の有害物質の除去ができ、安全な飲料水を確保できます。ちなみに、水道水を沸騰しても、鉛は重く、蒸発せずに残留していますから効果はありません。

●ニッケルなど

水銀、鉛以外では、慢性的に蓄積することでアレルギー反応などに関係するものとして、ニッケルなどの歯科金属充塡《じゅうてん》物があります。歯科治療では、昔のような水銀アマルガムの利用は減っていますが、治療に利用される歯科金属充塡物が時間とともに口の中に溶け出し、唾液から消化管、血液中へと移動して体内に慢性的に蓄積されていきます。なかなか治らない皮膚疾患に悩んでいる場合は、一度、口の中を鏡で見ることをおすすめします。毛髪ミネラル検査でニッケル値が高い場合は、歯科金属充塡物をチェックして、もしあれば抜去を検討しましょう。

一方、発達障害の子どもたちに必須のミネラルは、カルシウム、マグネシウムなどの主要ミネラルと、微量ミネラルでは亜鉛とセレニウムが重要です。亜鉛、セレニウムはタンパク質の補助因子として、甲状腺ホルモンの合成などさまざまな重要な働きをしています。これらのミネラルが不足すると、せっかく合成されたタンパク質がうまく機能しないことになり、問題が生じます。

体内の環境汚染物質による汚染状況を確実にキャッチし、さらに必要なミネラルの状況を客観的に判断できる検査方法として、毛髪ミネラル検査は有効です。信頼できる検査精度管理と、整合性のとれた検査データの解釈がしっかりと行われるなら、毛髪ミネラル検査は、環境汚染物質による体内汚染の重要な情報として利用することができます。

体内の状況を知る尿中有機酸検査と尿中ペプチド検査

毛髪ミネラル検査のほかに、尿中有機酸検査という検査も並行して行うと、より子どもの脳内の状況が見えてきます。

尿中有機酸検査では、脳の発達のために重要なエネルギーを生み出す反応（解糖系、クエン酸回路など）で作られる有機酸という物質などの尿中への排泄濃度を測定します。

これは、食べた物がきちんと体内で代謝されて、身体の活動のために必要なエネルギーへ確実に変換されているかどうかの評価に役立ちます。

また、尿の中のドーパミンやノルアドレナリンの代謝物濃度も測定します。脳内のドーパミンやノルアドレナリンの代謝の様子を直接知るのは難しいので、尿を測定して、間接的にそれらの代謝を評価するのです。

さらに、腸内細菌による代謝産物や、酵母菌による代謝産物を測定し、腸内環境が健康的に調整されているかどうかを確認します。

こうした測定は、遺伝子多型によって個人差が生じる酵素タンパク質の働きを推測することや、環境汚染物質による代謝の邪魔を予測することにもつながります。

遺伝的要因である遺伝子多型の個人差と、環境的要因である環境汚染物質の身体への影響を反映した変化を、尿中有機酸検査を通じて間接的に予測するのです。

具体的には、尿中にアラビノースというブドウ糖から変化した物質が増えていると、腸内に酵母菌が増加していることが推測されます。酵母菌や悪玉菌の増加は多動傾向にある子どもたちをさらに刺激して多動を助長する可能性があるので、速やかに腸内細菌対策を行います。

乳製品に含まれるカゼインと、パンなどの小麦製品に含まれるグルテンは、普通は腸粘膜表面でアミノ酸にまで分解されます。しかし、遺伝子多型などがあって、水銀や鉛の影響を受けやすくなると、アミノ酸までの分解が不十分になることがあります。これらの物質の中には、脳神経に作用し、モルヒネのような働きをして、ハイテンションにさせたり、ぼんやりさせたりするものがあることが分かっています。[*38]

乳製品、または小麦でできたパンや麺類などをたくさん食べ、三十分ほど経過すると、いきなりケラケラと笑い出したり、活動が非常に活発になったりする場合は一度、尿中ペプチド検査が必要です。

四つ（クワトロ）の検査で子どもたちの状況を確認

これまで説明してきたそれぞれの検査、遺伝子多型検査、毛髪ミネラル検査、尿中有機酸検査、尿中ペプチド検査を行うことで、発達障害の子どもたちがなぜ、そのような状態になるのかについて、ある程度まで解析することができます。

それぞれの検査は、ほかの検査と補完し合って、歯車を噛《か》み合わせるようにしながら、子どもたちの症状の謎解きに重要な情報を提供します。

発達障害の症状には、神経伝達物質のドーパミン、ノルアドレナリン、セロトニンが関係しています。そして、これらの神経伝達物質が関係する脳内の神経部位として、扁桃体、海馬、前頭葉があります。さらには、身体の外から影響する環境汚染物質の水銀、鉛、そして微量必須ミネラルであるセレニウムの影響も見逃せません。実際の症状と、検査によるこれらの評価項目を加味して検討したことが、有効な治療へとつながるのです。

発達障害治療としての、遺伝子的栄養療法の基本的な考え方

発達障害の症状を改善させるには、複雑に絡み合っている複数の要因を一つ一つ丁寧に解きほぐしていくことが重要になります。

たとえば、ある酵素タンパク質の遺伝子多型によってドーパミンの分解速度が遅くなる場合、ドーパミンの刺激が続き、多動傾向につながることがあります。

西洋医学では、薬剤を使用して強制的にドーパミンを抑制しますが、これだと学力向上のために必要なドーパミンまで抑制しすぎてしまうことがあります。薬剤以外の治療法が可能であれば、それを併用するほうが好ましいのはいうまでもありません。

ここで、身体を構成する栄養素について検討してみましょう。

ドーパミンを分解する酵素タンパク質はアミノ酸からできていて、原料になるアミノ酸は日常の食事に含まれる動物性や植物性のタンパク質から得られます。

食物中のアミノ酸から体内で合成されたタンパク質は、それだけで働くことは少なく、体内でさまざまな付属部品（補助因子）を結合させることで完成品になっていきます。

その付属部品となるのが、ビタミンやミネラルです。ビタミンやミネラルは、ベースとなるタンパク質に結合することで、酵素の分解反応の速度を調整する働きをします。車のエンジンにガソリンを加えて回転させるときに、潤滑油という補助的な物質が必要になるのと似ています。

アミノ酸やビタミン、ミネラルなどは日常の食事の中に含まれているものですが、毎日、食材中の成分を計算しながら料理をしたり、食事をしたりしているわけではないので、確実に必要な量が摂取できているとは限りません。

さらに遺伝子多型のために、酵素タンパク質による分解速度が低下している場合には、日常の食事で摂取する以上の栄養素が潤滑油として必要となります。

栄養素は日常生活の基本的な活動のために必要な物質であると同時に、人によっては身体の働きが弱くなっている部分を補うという治療的な役割を担っています[*39]。

その補助物質の一つがビタミンです。ビタミンは体内で作ることができない物質で、食事や栄養補助食品（サプリメント）でしか補給できません。ビタミンには水に溶ける水溶性のビタミンと、脂に溶ける脂溶性のビタミンがあります。酵素タンパク質の付属物（補助因子）には水溶性ビタミンが利用され、ビタミンB群、ビタミンCなどがそれに相当します。

ビタミンB群にはB_1、B_2、パントテン酸、ナイアシン、B_6、B_{12}、葉酸などがあります。

これらはどれも重要ですが、特に発達障害の脳の状態を改善するために必要なのは、ビタミンB_2、B_6、B_{12}、葉酸です。さらに、ビタミンCも重要な水溶性ビタミンです。

酵素タンパク質の働きに個人差があるために、子どもによっては、潤滑油である補助因子としてビタミンを一般的に必要な量の三倍から五倍、あるいはそれ以上摂取して初めて治療効果が高まる場合があります。これらのビタミンは水溶性なので、必要な働きをしたあとは速やかに水に溶けて体外に排泄されます。

治療的な役割をこなすために、必要な栄養素を食事だけで補おうとすると全体のカロリーが増えすぎることがあります。特に発達障害の治療の場合は、食材からだけではなくサプリメントで適切な量を補充することが求められます。

ドーパミン、ノルアドレナリンに関係するビタミン

多動の原因の一つと考えられるドーパミン過剰の状態を解消するためには、ドーパミンの分解を正常にする必要があります。

ドーパミンの分解を促進させる酵素タンパク質では、ビタミンB_{12}、葉酸が基本の補助因子となります。ただし、セロトニンが低下する症状の場合は、セロトニンを増やすた

めにビタミンB_6が必要となります。

ビタミンB群の服用には十分な注意が必要です。総合ビタミン剤を服用しているのになぜか効果が出ない場合は、ビタミンB群内で働きを打ち消し合っていないかを調べる必要があります。

たとえば、ビタミンB_2は重要なビタミンですが、セロトニンの分解を促進するので気をつけなければいけません。総合ビタミン剤にB_2がある程度以上入っていると、セロトニン分解が促進されて気分が落ち込んでイライラすることがあります。子どもたちが、めそめそして癇癪を起こすようになったら、ビタミンB_2が働きすぎていないかチェックをします。ただし、多動傾向が強い子どもたちの場合、ビタミンB_2を必要とする場合もあるのできめこまやかな調整が必要です。

ドーパミンの分解を正常にして多動のコントロールができるようになったら、次は集中力を高めるために必要なノルアドレナリンの量を増やす栄養療法を行います。ノルアドレナリン神経でドーパミンが酵素タンパク質の働きでノルアドレナリンへと変換されます。このとき、補助因子としてビタミンCが利用されます。ビタミンCは下痢症状などがなければ年齢や体重を考慮しながら一日当たり500mgから1g程度を服用しましょう。

身体に必要なミネラル

身体に必要なミネラルというと、すぐに頭に浮かぶのはカルシウムです。

たしかにカルシウムは重要なミネラルですが、これまでに何度も触れたように、諸刃の剣になることも注意しておいてください。

学習力や記憶力に大きな働きをするカルシウムですが、役割を終えたカルシウムが排出されずに細胞内にとどまり続けると、神経細胞死のきっかけをつくることになります。これには、最大限の注意を払わなければいけません。役目を果たしたあと、このカルシウムは速やかに細胞質の外へ移動する必要があります。このためには、カルシウムの動きを邪魔する水銀や鉛を排泄させることが重要です。

カルシウムと対をなすミネラルにマグネシウムがあります。マグネシウムは鉛の害を抑えるように働き、カルシウムの反応をバックアップします。

カルシウムやマグネシウムのほかに、身体に必要なミネラルとして重要なものにセレニウムがあります。セレニウムは微量ですが、必須ミネラルであり、甲状腺ホルモンを合成する際に必要な酵素や、甲状腺ホルモンの脱ヨウ素化を行うための酵素の補助因子となります。

セレニウムは土中に含まれ、野菜などの成分として食材に含まれています。ニュージーランドの一部には、土中のセレニウムの含有量が低いため、意識的にサプリメントで補充することが必要な地域もあります。日本国内産の食材を食べていれば不足はないと考えられているのですが、一つ落とし穴があります。有害物質の水銀が体内に入るとセレニウムと結合する場合があり、セレニウム不足が起きる心配があるのです。そして現在の日本の環境では、すでに説明した通り、マグロなどの大型魚やワクチン接種から水銀が体内に入ることがあります。

このようなことを考慮すると、適量のセレニウムをサプリメントで補う必要があります。耳の奥の蝸牛や、眼底の錐体細胞をしっかりと発達させるためにも、セレニウムを適量摂取する必要があります。

亜鉛も身体にとって欠かせないミネラルです。亜鉛は細胞の分裂、増殖に必要なミネラルで神経細胞には不可欠なうえ、抗酸化作用もあります。体内への水銀侵入などによって、必要以上に活性酸素が生まれ、神経細胞がダメージを受ける危険性にも対処できます。

抗酸化の働きがある栄養素にはビタミンCやビタミンEがありますが、身体の中にも自己防衛のための抗酸化タンパク質が備わっています。それはSOD（スーパーオキサイドディスムターゼ）と呼ばれる亜鉛を含むタンパク質です。亜鉛以外に銅やマンガンも含まれています。高齢者では、亜鉛不足による味覚障害も問題になっています。亜鉛はシジミなどの貝類に多く含まれていますが、定期的に摂取するにはサプリメントをすすめます。

脳の働きを高めるEPA・DHA

EPA（エイコサペンタエン酸）という栄養成分は血液の流れを改善し、EPAから変化するDHAは学習効果を上げる役割も果たします。子どもたちの脳の発達を促進するためには不可欠のものです。もちろん、大人にも効果的で、認知症の症状改善にもDHAの効果が確認されています。

一時期、DHAが青魚に多いということもあり、DHA摂取は魚からという情報が広がりました。しかし、大型魚を含め魚類のメチル水銀の存在は無視できません。

安全にDHAを摂取するためには、あえて魚類ではなく、DHAの原料であるαリノレン酸を摂取することを考えるのが安全です。エゴマ油や亜麻仁《あまに》油に高濃度に含まれるαリノレン酸は、体内でEPA、DHAと変化していきます。ぜひ、大型魚ではなく、植物性のαリノレン酸の摂取をすすめます。注意点として、αリノレン酸は過熱に弱いので、できる限り加熱を避けてドレッシングなどに利用してください。加熱調理を行ったあとに、添加する調理油として利用してもいいでしょう。なお、水銀が含有されていないEPA、DHAのサプリメントであれば安心です。

また、耳の蝸牛の有毛細胞の材料としてグルコサミンも重要です。グルコサミンは体内で合成される物質ですが、水銀の影響を受けると合成能力が低下する可能性があります。さらに、目の錐体細胞の働きを高めるために、ビタミンAやビタミンAの材料となるβ-カロテンの摂取も必要です。

引き算（デトックス）と足し算（遺伝子的栄養療法）のコンビネーション

ここまでビタミンやミネラルを補給することがいかに重要なのかについて説明してきました。それらは酵素タンパク質の働きや、抗酸化タンパク質の効果を高めるために必須の成分です。

しかし、日常的にそれらのタンパク質の働きを低下させる有害物質が体内に侵入しています。魚類からのメチル水銀や、ワクチン防腐剤であるチメロサール（エチル水銀）、さらには老朽化した水道の引き込み管に使用されている鉛管から溶け出す鉛などが、気づかないうちに子どもたちの身体をむしばんでいるかもしれないのです。

この数年間、多くの子どもたちとその家族の毛髪ミネラル検査を続けてきて、日本人の体内に鉛害が起こっていることを実感しています。

侵入した微量の鉛は、脳内のみならず骨にも蓄積していきます。高齢化すると骨粗しょう症への危険性が高まり、さらに最近の研究では認知症への引き金になる可能性もあるようです。幼小児期の子どもたちでは、脳内の血管と脳神経との間のバリアーが脆弱《ぜいじゃく》なので、短時間で鉛の害が出てくると考えられます。

体内に侵入した有害な重金属を排泄しなければ、ビタミンやミネラルをいくら補給しても効果が不十分となります。足し算だけでなく引き算も大切なのです。

デトックスとキレート反応

それでは具体的な「引き算」の方法について、ここで説明しておきましょう。

体内の有害物質を排泄する、と聞くと、「デトックス（体内浄化）」という言葉を思い浮かべる人も多いと思います。

私は二〇〇二年にシカゴで行われたアンチエイジングの学会で初めてこの言葉を耳に

して、直感的に日本国内に広めたいと思い、コツコツと講演活動などを行って「デトックス」を連呼してきました。そのかいあってか、デトックスブームが訪れたのはとてもうれしいことです。

本来のデトックスとは、主に体内の老廃物を外に出すという意味で使われてきました。しかし、昨今では、環境から気づかないうちに侵入する有害物質も含めて体外へ排泄することを意味するようになり、定着しています。

私は工学部の学生時代、分析化学研究室という講座に所属していました。分析化学というのは、さまざまな技術を用いて、自然環境中の物質や合成された物質の分析を行う学問です。その分析技術でもある「キレート化学」を専門に学んだことがデトックスへの興味につながったのだといえます。

キレートとはカニの爪を意味する言葉です。化学構造にカニの爪のようなアームを持つ物質は、そのアームである種の金属イオンを挟み込んで結合することができます。水中で水分子に溶けてフラフラしていた金属イオンがしっかりと捕獲されることになるのです。捕獲された金属イオンは、別の場所に移されて除去されます。これがキレート反応を利用したデトックスにつながります。子どもたちには、内服による特に安全なキレート反応を利用します。

さて、有害な重金属は、ある特殊な構造を持った物質と安定的にキレート結合すると、体内のタンパク質から離れていきます。現在、国内で安心して利用できる内服のキレート剤は「αリポ酸」です。*40

αリポ酸は、もともと体内にあって、ブドウ糖をエネルギーに変換させる反応の補助因子として働いています。また、活性酸素を消去する力もあります。そして三つ目の反応が、重金属イオンとの安定したキレート結合なのです。

αリポ酸が有害重金属を完全に体外へと引っ張り出してくれることが理想ですが、もし完全には引っ張り出せなくても、一時的に、重要な酵素タンパク質などから有害な重金属が離れるだけでも大きな効果があります。

毛髪ミネラル検査を数カ月単位で行っていくと、αリポ酸の服用によって毛髪中の水銀、鉛濃度が増加することが確認できます。体内でαリポ酸と結合した水銀、鉛は、確実に体外に排泄されているのは間違いないと考えられます。

何年もの時間をかけて、体内には有害重金属が微量ずつ慢性蓄積しています。根気よく時間をかけてでも、確実に安全に排泄することが重要です。

グルタチオンも水銀に対する防衛作用があります。水銀蓄積がある子どもたちには、外からのグルタチオン補給も有効です。

遺伝子的栄養療法と療育

ここまで、子どもたちの脳神経を守るために、有害物質のデトックス（引き算）と必要栄養素の十分な補給（足し算）が非常に重要だということを説明しました。

都会では、アルミサッシの窓をしっかりと閉めていても、車の排気ガスの黒い微粒子が室内に入り込んでくることを防げません。この状況は、現代の環境の中で成長する子どもたちの体内の状況と似ています。お母さんが、注意深く食材を選んで食事を作って、子どもたちに食べさせても、気づかないうちにどこからか有害な物質が体内に侵入します。

微量の環境汚染物質の侵入が一時的なものであれば、体内に備わった解毒機能で処理して、自分を守っていけます。しかし、微量でも持続的に侵入して蓄積が起きる状況では、自らの解毒機能や排毒機能では限界となります。

ただし、そのような影響はすぐに命を脅かすほどではないので、お母さんたちの注意の対象になりにくいのです。ところが、ある年齢を迎える頃になって、発語がなかったり、感情表現が乏しかったりすると、慌ててしまいます。一歳から二歳の大切な時期にこのような変化があって病院を受診しても、お医者さんからは個人差かもしれないと言われ、経過を見ることになります。そして、時間が経過して受診をすると、突然、「発達障害」と診断されることがあるのです。

そして、「治療法はないけれど、療育は重要です」と伝えられ、ここから子どもたちと親たちの大変な努力が始まるのです。

現実を受け止めようとする家族もいます。何とか改善する方法はないかと、インターネットなどで徹底的に調べる親御さんもいます。そのような取り組みに対し、日本国内の情報はあまりにも少なく、偏っているのが現状です。

日本のみならず、世界中で発達障害の子どもたちが増えていることは、厳然たる事実です。そして、世界中の研究者がその発症原因の探求と、治療を必死に研究しています。まだ、確定的な原因は分かっていません。しかし、研究者の一部は、一元的な原因はないのではという疑いを持ち始めています。単純な原因ではなく、遺伝的な要因と環境的な要因が相乗的に作用しているのではないかということです。遺伝的な要因としては遺伝子多型、環境的な要因としては環境中の汚染物質です。

この本の大半を費やして説明してきた内容は、世界中の研究者が注目している発達障害の発症原因に関する研究をもとにしています。

インターネットで検索すると、大量の情報が世界中から発信されていることが分かります。しかし、その情報は、大部分が専門的であり、断片的であり、まだ具体的にまとめて説明されているものではありません。さらに、簡単に閲覧できる世界のインターネット情報はほとんどが英文で、しかも日本に入ってくる段階で、説明や解釈というフィルターがかかり、十分に家族のところまで伝わってきません。

私は発達障害の子どもはもちろんのこと、多くの子どもたちの脳神経を守るためには、まず、脳神経が置かれている現在の環境を理解し、引き算（デトックス）の取り組みと足し算（遺伝子的栄養療法）の取り組みが必要と考えています。これによって、子どもたちの本能的な能力に必要な海馬、扁桃体が守られます。それに並行して、前頭葉を含めた高次の脳機能を高める療育的な取り組みが必要となってくるのです。

なお、この本の中で取り上げた治療のために必要な栄養素の補助は基本的なものであり、個人個人の症状や検査結果によってさらに調整する必要があります。このような調整にはある程度の経験が必要になるので、経験のある医療関係者への相談をすすめます。

デトックス＋遺伝子的栄養療法による改善例紹介

それではこの章の最後に、今まで私が診察してきた子どもたちの代表的な症例を簡単に紹介しておきましょう。デトックスと遺伝子的栄養療法を組み合わせて行っている独自の治療は明らかに効果を見せています。

症例①――落ち着きがなく、一カ所に座っていられない

幼稚園に通うA君。「ちょっとおしゃべりで活動的な子ども」というのがお母さんの認識でした。しかし、幼稚園の先生からは「落ち着きがなく、いつも動き回り、少し乱暴なところもある」と指摘され、心配になって近くにある市立の相談所に連れていったところ、ADHDとの診断をされたといいます。

相談所の先生は、「薬を使う年齢ではないので、しばらくこのまま様子を見るように」と言ったそうです。しかし、お母さんから見ても最近、その落ち着きのなさと乱暴さが目につくようになったので、何とかならないものかと相談にみえました。

A君は、回転寿司店に行くとマグロなどが好きで、よく食べるといいます。毛髪ミネラル検査では水銀の数値が標準より高めでしたので、まずαリポ酸をすすめました。

幼稚園での活動時にドーパミンが増加していると考え、朝食後にビタミンB_{12}、葉酸を服用するよう指示しました。一カ月後には、午前中の行動はずいぶん落ち着いてきたとのこと。ただ夕方まで続かないので、もう少し調整してほしいとのことでしたので、ビタミン

B_2を追加しました。これによって、夕方まで落ち着いた状態が続くようになりました。

その一週間後に連絡があり、就寝時間が遅くなって困るというので、夕食後にビタミンB_6を加え、セロトニンが増えるようにすると、元に戻ってよく眠れるようになったとの報告を受けました。

症例②―学力が伸びず、無感情な様子が気になる

高校生のB君は、二歳頃になっても言葉が出ず、多動傾向や癇癪、パニックなどを起こすことがあったといいます。小学校高学年からは薬剤を服用して行動をコントロールしてきましたが、学力が伸びず、無感情な様子が増えてきたとのことで相談にみえました。

毛髪ミネラル検査で水銀や鉛の数値が高く、さらに遺伝子多型検査でも変異型となっています。ドーパミンの過多傾向を薬剤でコントロールしているため、本来の意欲が湧かず、学力の伸びが十分ではなかったようです。

学校生活においては薬剤の使用も必要ですが、それだけではなく、栄養療法を併用することで脳神経の発達も促進させる必要があると考えました。

そこで、薬剤を併用しながら、αリポ酸によるデトックスを行い、ビタミンB群やEPA、DHAなどの補給を行いながら治療を続けました。その後少しずつですが学習意欲が湧いてきて、表情にも活気が見られるようになっているのが分かります。

症例③――反応や行動が遅く、学力もなかなか伸びない

毛髪ミネラル検査を希望してやってきた小学生のC君は、日常の行動がゆっくりしていて、学力が思ったほど伸びないとお母さんが心配していました。一回目の検査結果では、鉛、水銀ともに普通より少し多い程度で、特に有害重金属の影響を受けているという印象はありませんでした。しかし、古い家に住み、水道水は浄水していないといいます。また、小さい頃から偏食で、野菜が大の苦手とのことでした。デトックス用のαリポ酸の服用をすすめました。

三カ月くらいして診察をすると、日常の反応や行動が少し速くなったといいます。しかし、二回目の毛髪検査の結果でもあまり変化していません。そこで、αリポ酸でのデトックスは続けながら、ビタミンB群を摂取してもらうことにしました。

その三カ月後に三回目の診察をすると、かなりの変化が見られました。受け答えなどの反応が明らかに速くなっていたのです。偏食も改善し、苦手だった野菜もよく食べるとのことです。そして、三回目の検査結果を見て驚きました。今まで少なかった鉛濃度が三倍ほどに増加しているのです。体内にたまっていた鉛の排泄に時間がかかったということでしょうが、ビタミンB群の作用で新陳代謝が高まり、積極的に有害重金属の排泄が促進された可能性があります。

症例④――なかなか言葉が出なくて、話ができない

小学一年生のD子ちゃんは、同じ年齢の周りの子どもたちが言葉を話すようになっても、ほとんど言葉らしいものは出なかったとのこと。今はいくつかの単語が出るようになっているものの、文章にはなっていないといいます。少し落ち着きはありませんが、絶え間なく動き回るほどではありません。

二歳の頃、話しかけても振り向かないことがあったり、大きな車の音に怯えたりすることがあったといいます。同じ頃、「斜め見」や「逆手バイバイ（手のひらを自分に向けて

バイバイをすること)」も見られ、小児科では自閉症という診断を受けたということです。

毛髪ミネラル検査では、水銀と鉛の数値が高くなっていました。マグロなどは食べていませんが、鮭を週に二回以上は食べているようでした。自宅の水道水は浄水されていませんでした。

水銀と鉛の影響を受け、かつ、ドーパミン分解が遅れていると判断して、αリポ酸でデトックスを行い、ビタミンB_{12}、葉酸の服用を始め、さらに状況に応じてほかの栄養補助を行いました。

一カ月が過ぎた頃に診察をすると、少し落ち着きが出てきていました。しかし、言葉がなかなか出ない状況は変わりません。その後、根気よく治療を続け、半年後、一年後と言葉の数が増え、さらに情動面でも笑うことが多くなったとお母さんが報告してくれました。

症例⑤―怖がらず、危険なことを平気でする

保育園に通うE君は、三人兄弟の末っ子です。言葉の遅れはありませんが、保育園の先生から、ちょっと乱暴で危険なことをするとの連絡がありました。ジャングルジムの上に登って騒いだり、地面に飛び降りたりします。ケガをするほどではありませんが、いつも擦り傷が絶えません。保育園の先生としてはいつか大ケガをしないか心配だというのです。また、ほかの園児と遊んでいるときに、相手のおもちゃを無理やり取り上げたりすることがあるといいます。相手が泣き出しても気にならない様子で、先生に注意されてもおとなしくなることは少ないようです。お母さんが家でしつけをしようとしても意に介さず、それどころか食ってかかることもあるといって相談にみえました。

食事は兄弟で競うようにして食べ、大型魚もよく食べているとのこと。水道水は浄水していませんでした。毛髪ミネラル検査では、水銀、鉛の数値が基準以上でした。

まずは有害重金属のデトックスを徹底するために、αリポ酸の服用を少量からすすめました。デトックス効果を高めるために、αリポ酸は食前にミネラルウオーターで服用するよう指示しました。さらに、ビタミンB_{12}、葉酸の投与も並行し、途中でビタミンB_2などの追加も行っています。

行動面の変化には少し時間がかかりましたが、三カ月から半年ほどの間に、危険な行動が減り、お母さんの指示も聞き入れやすくなってきました。

症例⑥―ちょっとしたことですぐに泣き出し、癇癪を起こす

来年から小学校に上がるF子ちゃんは、ちょっと落ち着きがないところがあります。また、鼻炎症状があり、二歳の頃には中耳炎を繰り返したといいます。言葉の遅れは少しあるものの、まったくしゃべらないということではないようです。ただ、ちょっとしたことですぐに泣き出して、一度癇癪を起こすとしばらく落ち着かないということでした。

毛髪ミネラル検査では、水銀の数値が高いことが分かりました。小さい頃から鼻炎があり、アレルギーと脳の発達によいＤＨＡを摂取するために、お母さんがせっせと大型魚を食べさせたといいます。

大型魚から取り込まれた水銀の影響で、体質的なアレルギー症状がかえって増強され、鼻炎症状が慢性化していると考えられます。また、中耳炎も免疫の過剰反応か、免疫反応の低下で起きていたと考えられます。これには遺伝的な要因と環境的な要因の影響があると、アメリカなどでは考えられています。

すぐにαリポ酸でデトックスを行い、ビタミンＢ群の調整、さらにＥＰＡ、ＤＨＡの補

給をサプリメントと亜麻仁油で行うように指示しました。一カ月後に若干、鼻炎症状は軽減したようですが、行動面ではまだ落ち着きがないとのことでした。

しかし、半年、一年と経過する過程で、落ち着きが出てきて、癇癪も軽くなってきました。日頃の鼻炎症状は軽減したものの、春や秋の季節の変わり目にはアレルギー症状が強くなる傾向があるとのことです。

症例⑦――こだわりが強く、コミュニケーションが苦手

小学二年生のG君は発語が遅れ、ほかの子どもたちと遊ぶことも少なかったとお母さんが説明してくれました。一人遊びすることが多く、ミニチュアカーを一列に並べて、それをしばらく眺めていたりします。一日の活動に決まりがあり、それを変更すると動揺するということです。

外出するときには、入り口の門の扉をきちんと閉めないと振り返って閉めに戻ることが何度もあるといいます。言葉での表現がうまくできないだけに、繰り返し行う様子を見て、G君のそのときの気持ちを読み取ろうとお母さんは努力をしてきたようです。

成長につれてこだわるような行動が増えてきたため、相談にみえました。発語の問題、コミュニケーションの問題に加えて、こだわりが強いことの改善を考慮して、αリポ酸、ビタミンB_{12}、葉酸の服用をすすめました。さらに、体内のセロトニンを増やすためにビタミンB_6を追加しました。

ゆっくりと症状が軽くなりましたが、まだ時折、こだわりが出現するため、継続して栄養補助の検討を行っています。

第五章 大人の発達障害を考える

大人の発達障害は治るのか？

これまでの章では主に、発達に問題がある子どもたちについて考察してきましたが、治療を続ける私のところには「大人になってしまったら、もはやどんな治療を行っても改善しないのでしょうか？」というような質問がよく寄せられます。

これについては、さまざまな論文を検討しても症例が少なく、確かなことはいえないというのが正直なところです。

しかし、デトックスと遺伝子的栄養療法を続けてきた私の実感としては、この治療法は発達障害を抱えたまま大人になった人にも効果があると確信しています。

私はこの十年近くの間、発達に問題のある子どもたちとそのご家族のサポートを続けてきました。その一人に、K夫君という二十八歳の青年がいます。彼がお母さんに連れられて、銀座にあった私のクリニックを初めて受診したのは二十歳の頃でした。治療を続けていくうちに、彼にはうれしい変化が現れました。

そのK夫君のお母さんが、最近までのK夫君の変化、成長を詳しく記してくれたのです。何よりも身近でつぶさに見てきたお母さんが記したものだからこそ、どこがどのように変わったのか、よく分かっていただけると思います。許可をいただき、一部ご紹介します。

「さっき、びっくりしたね」とK夫が私に言う。先ほど、財布を失くしたかと思い、「財布、知らない？」と私が大きな声を出したことに対しての反応である。結局、財布は見つかって事なきを得たのだが、このようにその場の状況に合った反応が、最近は少しずつできるようになっている。

息子は自閉症である。三歳のときに自閉的傾向児という診断がついた。

〇歳のときは反応の乏しいおとなしい赤ちゃんだったが、一歳を過ぎても片言も出ない。一歳半の集団検診で保健婦さんから「多動だし、アイコンタクトが取れないので一度、大きな病院で診てもらうように」と言われた。二歳で連れて行ったが、小さかったのですぐには判断ができないとのこと。「週に一度の療育教室に通いながら、様子を見ましょう」

と言われた。

療育教室は続けながらも、三歳のとき、新たに大学付属病院で診てもらった。そのときの診断名が自閉的傾向児である。『自閉症』って？　親の育て方が関係しているの？　よく分からないまま医者に尋ねると、「育て方ではありません。障害ですから」と言われた。障害と言われると、治らないのかと一瞬思ったが、親の育て方と言われるストレスからは、ある意味解放される。それならば、できる範囲で何とかしようという気持ちが湧いてきた。先生は「少しでも社会に適応できるようにしていきましょう」とも言われた。元来、何とかしてやろう精神の強い私は、その後、できる範囲でいろいろチャレンジしてみた。


教育に関してもできるだけのことはした。自閉症児と普通児の混合教育をしている私立の学校で面接をして、受け入れてくれるということになったので、千葉から学校のある東京の武蔵野市に引越しをした。幼稚園から高等専修学校までその学校に通った。

学校では障害者だからといって可能性を否定しないで、陶芸とか、調理とかも教えてくれた。もっとも最近、本人が話してくれて分かったことだが、息子は粘土の感触が嫌で、陶芸は嫌いだったとのこと。学校の先生は一様に熱心だった。ただ、お世話になって言うのも憚《はばか》られるが、もう少しゆったりとした学びの場であればよかったのにと思う。それでも、振り返ってみると、トータルでは良かった。

しかしである。いくら頑張っても、これ以上望めない限界を感じてくる。脳の状態が良くならなければ、どうしようもないという諦めの気持ちが、大人へと成長していく息子とともに私の心に定着してきた。育つ環境はできるだけのことはしたし、愛情も注いだつもりだ。しかし、根本部分である脳の状態が良くならなければ、もうこれ以上は諦めるしかないのではないか？　K夫の脳はどうなっているのだろう？　どこが人と違っているのだろう？　ちょっと投げやりな気持ちのときもあった。

医学はどこまで進歩しているのか？　近くの大学付属病院で自閉症の薬の開発をしている医者がいると聞きつけて、薬を飲んでみたことがあった。が、かえって興奮したので、数カ月で止めた。

また、小学五年生のときに、担任との折り合いが悪く、自宅に帰ると騒いだ。これが引き金となってチックが始まった。新聞に、トゥレット症候群に一種の精神安定剤を処方すると状態が良くなるという記事が出ていた。すぐにコンタクトを取り、その後は二カ月ごとに処方箋をもらいに行くようになった。今は、もうこの薬は飲んでいない。その後は、これといって新しい医学的な情報も得られないまま年月は経っていった。

やがて息子は高等専修学校を卒業して、福祉的就労をした。幸いその職場は息子に合っているようで、楽しそうに通所している。相変わらず、私には理由が分からないことでイライラしていることが時々あり、ヒステリックになって泣いたりするのは、大人になっても変わらなかった。世間ではパニックと呼んでいる。息子は障害者手帳でいえば中度で、パニックもしょっちゅうではないほうだ。でも、外でパニックが起きると、理解のない人たちから奇異な目で見られ、ストレス度が増す。

それでも、息子も働くようになった。親としては一区切りついた。障害の子供を持つと、将来を考えて気が休まるときはないが、息子の人生もまあそれなりだと思った。このままの状態で、やがて息子は歳を取って老いていくのだと思っていた。

ちょうどその頃のことである。テレビの報道番組をたまたま見た。アメリカでは自閉症の研究が日本より進んでいることを知った。自閉症が治っていく可能性があるの？　ただ、薬を使った治療だったので、少しでも飲む時間を間違えると悪くなるようだ。それだと、本当に専門医がつきっきりで治療をしないといけないわけだ。それに失敗すると怖い。まだ、日本ではそんな医者はいないだろう。

何か情報を得られないかと思い、テレビ局に電話で問い合わせてみた。インターネット上で、キレートの情報が得られるとの回答を得た。自閉症が良くなることを諦めていたのに、にわかに希望が出てきた。キレートって何？　インターネットでキレート情報を検索した。自閉症の治療に関しては、有害な金属をキレート剤が挟んで体外に出すということ。つまり、デトックス。有害な金属を体から、特に脳から出すということは絶対良い結果につながるだろうと納得した。もともと脳からくる障害だと思っているので、脳を改善していけば、息子の状態は良くなる可能性はあると思った。可能性があるのなら、やってみたい。何とかしてやろう精神と即実行の私は、その日から情報を得ようと毎日のようにインターネット検索をして、私なりの勉強が始まった。ただ、よく分からないこともあり、噛み砕いて教えてくれる誰かの必要を日々感じていた。

あるときたまたま、一記者のコメントを見て、日本でもデトックス治療を行っている医者がいることを知った。さっそく、記者にコンタクトを取り、大森先生のことを知り、すぐに電話をしてアポイントを取った。

大森先生の経歴を調べて、医者になる前、元々は化学を学んだ人ということで安心できた。化学的見地で、脳から有害な金属を出すことを考えているのなら、信用できると思った。

余談ではあるが、腰の低さにも少なからず感動を覚えた。なぜなら、これまでの私の経験では、自閉症に関する教育者は教育がすべての先生が多い。医学を否定しているような印象すら受ける。自閉症に関する薬の開発をしている医者も、そういうつもりではないのだろうが、薬オンリーのものの言い方に上から目線を感じた。すべての教育者、医者がそうだと言っているわけではないのだが、得てしてというのが私の印象だ。

だが、大森先生は違っていた。あとから知ったのだが、先生は常にほかの方が研究されている世界中の文献を読んで、勉強をされている。そのうえで、トータルな分析をしていることが分かった。

さっそく毛髪検査をして、先生が開発された脳からも有害な金属を少しずつ出すことを可能にしたサプリメントでデトックスを開始した。最初は、三～四カ月ごとに毛髪検査をしながら、とにかくデトックスをしていった。腸を整えるために整腸剤も併用し、必要なミネラルも取るようにした。食事面も以前より気をつけて、有害な金属がたまっている大型魚はなるべく控えるように気をつけた。

毛髪検査の結果を折れ線グラフにしてみた。息子の体から有害な金属が出て行くのを見ていくのは、不謹慎かもしれないが愉快である。こんなにも有害な金属が入っていたのかと驚いてしまう。こうした治療をしながら五年ほどの年月はあっという間に過ぎていった。体から有害な金属が出るのだから、必ず良い結果は出ると信じていた。

良い結果は出た。治療をやり始めて半年くらいから、薄皮が剝がれるごとく効果は出てきた。特により効果が出てきたのは、二年前、十二項目の遺伝子検査をして、その結果から個別に対応した必要なビタミン、ミネラルのサプリメントを取るようになってからだと感じている。が、効果が出たのも、その前にデトックスをかなりやったからではないかと思っている。今でもデトックスは続けている。治療を始めて七年間くらいは経っているが、長いとは感じない。息子が良くなっていくのを見るのは喜びだ。

具体的な効果は三つ。一つ目は、パニックがなくなった。二つ目は、理解力が増した。それに伴って、言葉が文章化してきた。三つ目はアイコンタクトが取れるようになってきた。

以前はたまにイライラしてヒステリックになっていたのが、だんだん減ってきて、現在ではほとんどない。文章化した会話が徐々にできるようになってきたため、おそらく相手に自分の気持ちを少しずつでも伝えられるようになったことも、イライラが減った要因の一つではあるだろう。「以前、何でイライラしていたの?」と尋ねたら、「しゃべるのが難しかったから」と息子は答えている。つまり、言いたいことが、うまく文章化して言葉にできなかったということだと思う。前述した学校の陶芸の先生のことを、最近、尋ねると、「嫌い」と言った。「なぜ嫌いなの」と尋ねると、「怒るから」と言った。「なぜ怒られたの」と尋ねると「陶芸をやらないから」と答えた。「なぜ陶芸をやらなかったの」とさらに尋ねると、「粘土を触るのが嫌だったから」と答えた。どうも粘土の感触が嫌いだったようだ。「嫌なら嫌だと言えばよかったのにね」と私が言うと、「しゃべれなかったから」と言っている。おそらく、言いたいことがうまく文章にして話せなかったということであろう。先生も熱が入りすぎてのことだったと思う。相手に自分の気持ちが伝えられれば、どんなにか楽であっただろう。

以前の嫌な体験を口にすることもあるのだが、穏やかにそのことを話してくれる。

親が怒るとトラウマになって、そのことを思い出しパニックになるという話を聞いたことはあるが、それはよほどの叱り方であると思う。普通といわれる人でも多かれ少なかれ、小さいときのトラウマはあるのではないか。が、だからといって、パニックになるわけではない。ならば、どうして、発達障害の人だけ特別に叱ってはいけないのだろう。それは、障害が起きた脳は良くならないという前提の見方があるからではないだろうか？　だから、発達障害の人にはよけい配慮しなくてはいけないというのではないだろうか？　たしかに一理あると思う。

しかし、脳の状態が良くなっていくと、違うのではないか？　現に息子は脳の状態が良くなってからパニックはなくなった。パニックを起こしにくい脳になってきたのかもしれないとも思う。とするなら、脳の改善を図るのが先決なのではないか？

イライラが減ってきたので、一種の精神安定剤を飲むのを徐々に減らしていった。今では完全に止めている。止めても、ヒステリックにはならない。チックはあるが、私は息子と一緒にいて、ずっと楽になってきた。楽に慣れてきて、以前の大変さを忘れているような感じである。なぜなら、パニックもなくなったし、私の言うことが以前より分かるようになってきたので、コミュニケーションっぽいことも取れるのである。それは楽しいことである。今では、私が言っている意味が分からないと、「○○って、何？」と聞くこともある。息子の理解力は確実に増している。

言葉の文章化及びコミュニケーションの例を少し。

アルバムをよく見ているので、何でアルバムをよく見るのか尋ねたら、「小さいときのことを知りたいから」と答えた。遊園地に行ったアルバムを見ていたので、ジェットコースターに乗ってケタケタ笑っていたことを思い出し、「ジェットコースター、好きだよね」と言うと、「嫌いだった」と言う。「何で？」と尋ねると「怖いから」と意外な返事。おそらく、怖さで逆に笑っていたのだろう。好きだと思って何度もジェットコースターに乗せたことを思い出し、「じゃあ、何で嫌だと言わなかったの？」と聞くと、「しゃべれなかったから」と言った。陶芸が嫌だと言ったときと同じである。相手に言いたいことが言えなくて、誤解されたり、怒られたり、嫌な思いをずっとしてきたのであろう。コミュニケーションが取れないことは、親も先生も何より本人が不幸である。

もう一つの例。弟が自分のお金でピザを頼んで食べているのを見て、「僕も、自分のお金でピザを食べたいです」と言った。工賃は安いが、自分で働いてお金を稼いでいるという意識があるのだと思う。やりたいことへの意思もしっかり出ている。こうした些細で普通なことでも、息子と私にとっては画期的なことなのである。

寒い日に自宅に帰り、「寒かったね」と自ら言ったり、玄関に靴がたくさん並んでいて、自分が靴を履くとき、「じゃま」と言ったりしたこともある。冒頭に述べたように、少しずつだが、状況に適した言葉を発することができるようになってきている。

言葉に関しては、かつて言語訓練でやったことが、脳の状態が良くなることによって、活きてきたと思っている。単語を並べた話し方ではなく、理由付けした話し方をするようにしたので、神経伝達回路がうまくつながってきたとき、以前インプットされたものが文章化しやすくなっているのではないかと思う。

サプリメント治療を行う前は、たまに仕事から帰ってきたとき、「ただいま」と言うところを「おかえり」と言うことがあった。本当の意味で言葉の理解ができていないから、こうなるのであろう。「ただいま」は、サプリメント治療を始めてから比較的早い時期に間違えないようになった。

発声は相変わらずのところがある。言語聴覚士にはこれ以上は望めないと言われ、高校卒業と同時に訓練も卒業しているが、脳がもっと良くなれば、発声も今後良くなるかもしれないと私は諦めてはいない。

仕事も以前よりできるようになってきた。と言いたいところだが、実は最近、福祉作業所の面談で、この一年間、ほかの利用者さんがトイレに立ったりすると、そのことが気になり手元が止まり、集中して仕事ができないことがあり、作業評価が下がったことを伝えられた。息子の状態は良くなっていると感じていた私には心外の至りである。もしかしたら、自分の意思が出てきたので、単純なことに飽きてきたことも理由かもしれないと思った。が、仕事は仕事である。私から本人に、なぜ働くかなどを懇々と説得したが、効果があったのはひと月だけ。あの手この手と試行錯誤した挙句、大森先生に相談した。そして、現状のサプリにプラスして、セロトニンを作るサプリを朝食後に、DHA・フォスファチジルセリン（脳の思考回路の栄養素になる）を夕食後に飲ませて様子を見ることにした。

すると、想定外の効果が出た。こだわりが減ってきて、感情が豊かになった。具体的には、注意されるとパニックのようなかたちではなく、悔し涙をにじませる。絵画教室で使用したハンカチを洗濯してタンスの引き出しに入っているか確認することにこだわっているが、自分が絵画教室に忘れてきたのに洗濯機に入れたと勘違いした。息子に「ない」と言われ、私も捜したが、結局見つからないので、「勘違いしているかもしれないよ。でも、なかったら、諦めよう」と言うと、すんなり吹っ切れた。以前ならしばらく尾を引いていたが、諦められた。あとから見つかったときも、「絵画教室に忘れた」と私に言ってきた。忘れる、勘違いすることは、普通っぽいのである。自閉症の人はこだわっていることを忘れたり、勘違いしたりすることはあまりないように経験から思う。

今、息子は二十八歳、グループホームで生活している。グループホームでもこだわって、イライラしたとき、自ら隣の部屋に行き、気持ちがおさまるまで座っていたとの報告を世話人から受けた。

サプリも自分で管理して飲んでいる。なくなると私に「サプリ、なくなりました」と伝えてくる。グループホームから作業所には自転車で通っている。小学生の頃、学校に送り迎えをしていたことを思うと、雲泥の差である。週一回、プール にも行っている。月一回、

『まち唄』と言って好きな歌を歌う活動もしている。毎年夏には、ボラステキャンプ（ボランティアステーションキャンプの略。障害のある人とない人が一緒に作るキャンプ）に一人で参加している。以前は温泉に入ることが趣味だったが、この頃は飛行機を見ることだ。時折、ガイドヘルパーと飛行場に出かけている。充実した日々を過ごしていると思う。

最近、さらに検査項目が増えた遺伝子検査をした。すでに十二項目行っているので、追加の十七項目も含めた検査だ。結果が出て、K夫の脳の状態がより詳しく分かった。それに基づいて、より効果的な個人対応の治療をしている。いうまでもなく、脳の状態は一人ひとり違うからだ。

以前、十二項目の検査結果が出たときは衝撃だった。良い意味での衝撃である。息子の脳の神経伝達回路の状態が検査範囲で分かったからだ。昔から息子の脳はどうなっているのだろうと、ずっと知りたかった答えが得られたのである。遺伝子多型の説明も受けた。生まれつきの部分である。これは今の社会では生きにくい要素かもしれない。さらにそのうえ、有害な金属が脳に入ることによりダメージを受けている。それなら、生まれつきの部分は個性として、有害な金属は体外に出してやり、脳にとって不足なものは取り入れていけば、今後、息子はもっと社会で生きやすい人になっていくはずだ。社会に受け入れられやすい人のほうが、やはり幸福だと思う。息子に自閉的という診断名がついた三歳のときから、少しでも社会に適応できるようにという目標が、実現しつつある。

障害だからどうすることもできないといったんは諦めたが、今、治療できていることの実感に、親である私はワクワクしている。冒頭で述べたように、これまで私の判断で（もちろん、夫と相談している）、必要と思われることはその都度チャレンジしてきた。いろいろな分野の方々にお世話になり、それぞれの相乗作用で現在のK夫がある。そして今、私がずっと望んでいた脳の状態を良くするサプリメント治療にやっとたどり着き、治療中である。

現代社会は、息子が小さいときと比べてインターネットなどで情報を得ようと思えば格段と得やすくなっている。医学も教育も国の福祉政策も一昔とは比べものにならない前進である。チャレンジしようと思えば、できることは増えている。欲をいえば、息子が小さいときにサプリメント治療が可能であったなら、今の息子はもっと違った人になっていたかもしれないと思う。そして、経験から、可能なら早めに治療や療育を行っていくと、より進展があるはずだとも思う。息子は成人になっている。それでも、まだまだ可能性はあると信じている。

今後の息子の目標はもっと仕事ができるようになることである。自転車が好きな息子は余暇活動が広がり、自転車を買うために、「ちゃんと働く」とも言うようになった。健全なことだと思う。

息子の脳の状態はもっと良くなるかもと希望が持てることは素直にうれしく、ヤル気が出るのである。これからもまだまだ諦めず、邁進《まいしん》していこう！

K夫君とお母さんの取り組みをサポートする過程では、できるだけ本来の診療の手順を踏んできました。すでに診断、療育が行われてきたK夫君に対し、新しく遺伝子多型検査、毛髪ミネラル検査、尿中有機酸検査などを実施して、可能な限り症状の背後にある脳神経の反応メカニズムを検討したうえで、各種の栄養素や食事のアドバイスを行いました。

K夫君のように、治療が十分に行われないままに障害と判断されていた子どもたちが、新たな取り組みによって症状が改善していくというケースが少なからずあります。その取り組みは早いに越したことはありませんが、成長して大人になってからでも決して不可能ではないのです。そのことを最後にお伝えしておきたいと思います。

おわりに

二〇〇四年春の朝、クリニックに届いたファクスやメールをきっかけに、発達障害の子どもたちが生活する未知なる小国に迷い込んでしまいました。その当時、私は発達障害について何の知識も持たず、さらには子どもたちとコミュニケーションする言葉も持っていませんでした。普通ならばすぐにそこから立ち去るところです。

しかし、十年間近く、私は子どもたちの傍に立ち続けてきました。そしてじっと子どもたちの行動を見ていくうちに、彼らの示す非言語的な行動の意味が伝わってくるような感じがしました。それを裏付ける作業として、世界中の研究者が書いた論文をインターネット経由で読み続けたのです。

そんなある日、思いがけない言葉が子どもの一人から返ってきました。

「今まで、椅子に座っていることができなくて苦しかった」という予想もしない言葉でした。そこからさらに、子どもたちの行動についての「なぜ?」という素朴な疑問が次次に湧いてきたのです。

国内の専門家の方たちが多くの関連書籍を出版していますが、子どもたちの真の声を記したものには、まだ行き当たっていません。自閉症の方々自身が書いた本もあり、そこには多くの重要な情報が記されています。しかし、そうした本にしても、成長して記憶がはっきりし、言語化できるようになってからの内容であり、乳幼児期の出来事についての情報ではありません。言葉を持たない一、二歳の子どもたちの脳内の活動については、今なお、「なぜ?」が数多く存在しています。これを検討することをテーマとして、この書籍をまとめてみました。

そして、この本で私が伝えたかったもう一つのテーマが、「情報の非対称性」(情報を多く持っている専門的な人々と、情報を十分に持っていない一般の人々の間にある関係性)です。本来は専門的な言葉ですが、拡大解釈をすれば、さまざまな場面に情報の非対称性が存在しています。

たとえば、成長過程にある子どもと大人の関係においてもそうです。子どもの「知りたい」という欲求が増えてくると、新しい出来事に対して、「これは何?」「あれは何?」と質問を連発します。これは、発達途中の子どもと多くの経験をしてきた大人の間にある知識の情報量の違い、情報の非対称性の結果です。この非対称性は当然のことであり、「何?」「なぜ?」と質問することもおかしなことではありません。疑問を持つことは、教育の原点かもしれません。

また、発達障害の子どもたちと周囲の人々の間にも、情報の非対称性が存在しています。ただし、発達障害の子どもたちからは、すぐに「なぜ?」という質問は出てこないので、今回は私が代弁する形でさまざまな質問を試みました。

海外と日本の医療情報の間にも、情報の非対称性があります。昨今は、日本国内で生活していてもすぐにインターネットで世界の情報が手に入ると勘違いしてしまいます。しかし、表面的な情報は簡単に手に入っても、利害や価値観の違いが絡むような情報や、高度の専門的判断が必要な情報になると、入手することや、もし入手できたとしてもその内容を理解することが難しくなります。十年前、アメリカのカンファレンスに参加して知ったその現実は今でも変わっていません。

一九〇〇年代の初め、東京帝国大学の精神科教授であった呉秀三氏が残した「我が邦十何万の精神病者は実にこの病を受けたるの不幸のほかに、この邦に生まれたるの不幸を重ぬるものというべし」という言葉が、本当に過去のものになることがあるのでしょうか。


発達障害の子どもたちの脳内の働きの問題は、脳神経につながるものです。オランダの解体新書を訳すときに、「神経」という言葉が生まれたと聞きます。初めは中国医学の身体の中を走る「経《みち》」という訳が当てられ、さらに「神」が付けられたといいます。神経とは、「神」の「経《みち》」といわれても、現代人にはピンとこないでしょう。ただ、「(八百万《やおよろず》の)神」＝「自然」という考え方になれば少しは感じをつかめそうです。「自然(環境)」につながる「経《みち》」が、環境汚染物質によってダメージを受けてしまったとすれば、子どもたちの神経は本来の発達ができなくなる可能性があります。

これまでの現代社会の発展の過程で、大人たちがばら撒《ま》いてきた環境汚染物質が、未来を担う子どもたちの自然環境に大きな壁として立ちはだかるとすれば、大人たちはその壁を取り除く努力をしなければいけません。

私は政治的、社会的に行動する立場ではありませんが、今後も将来に希望を持てる社会を生み出し、維持させるために、発達に問題のある子どもたちを大切に育てていく取り組みを続けたいと思います。

この本で取り上げた遺伝子多型検査は、基礎研究から応用段階の臨床へ進みつつあります。当初、設計された二十九項目の検査キットは、現在では項目を増やして、発達障害だけでなく、一般内科の臨床治療にも利用できるようになりつつあります。さらに、この遺伝子多型検査を診療の柱にするクリニックも運営されるようになっています。

なお、この本のタイトルは、唐代の名医、孫医師の著書にある「上医医国、中医医人、下医医病」の日本語訳である「小医は病気を治し、中医は人を治し、大医は国を治す」という文章中の「治す」を意識して付けました。子どもたちの発達障害の治療を通じて、その家族、そして家族を取り巻く社会環境をサポートしていくことができればと思います。

最後に、この十年間に及ぶ私の無謀な取り組みにご協力をいただいた多くの方々に、心から感謝をいたします。診療経験の少なかった私に辛抱強く付き合ってくれた子どもたち、そして症例や体験談の紹介を含めてご協力をいただいたご家族の皆様に深くお礼を申し上げます。また、この書籍を書くに際し、数カ月にわたって行ってきた難解な発達障害の勉強会に根気強く参加いただいた方々、本当にありがとうございました。

そして、今回の出版について、適切なアドバイスとご協力をいただいた皆様へ、深くお礼を申し上げます。

光り輝く未来を子どもたちに

大森隆史

参考文献

1. Kanner, L., (1943) Autistic disturbances of affective contact., Nervous Child, Vol.2, pp.217-250.
2. Asperger, H., (1944) Die "Autistischen Psychopathen" im Kindesalter, Arch Psychiatr Nervenkr, Vol.117, pp.76-136.
3. 藤内玄規 (2009)「ポリグルタミン病における分子シャペロンを用いた治療」『生物機能開発研究所紀要』Vol.9, pp.39-44.
4. Zeegers, MP., (2004) How strong is the association between CAG and GGN repeat length polymorphisms in the androgen receptor gene and prostate cancer risk?, Cancer Epidemiol Biomarkers Prev., Vol.13, pp.1765-1771.
5. Weber, T., (2002) Thyroid hormone is a critical determinant for the regulation of the cochlear motor protein prestin., Proc Natl Acad Sci USA, Vol.99, No.5, pp.2901-2906.
6. 黒田洋一郎 (2013)「自閉症・ADHDなど発達障害増加の原因としての環境化学物質」『科学』Vol.83, No.6, pp.693-708.
7. Schwartz, BS., (2000) Associations of tibial lead levels with BsmI polymorphisms in the vitamin D receptor in former organolead manufacturing workers., Environ Health Perspect., Vol.108, No. 3, pp.199-203.
8. Fonfria, E., (2005) Mercury compounds disrupt neuronal glutamate transport in cultured mouse cerebellar granule cells., J Neurosci Res., Vol.79, No.4, pp.545-553.
9. Pessôa, CN., (2008) Thyroid hormone action is required for normal cone opsin expression during mouse retinal development., Invest Ophthalmol Vis Sci., Vol.49, No.5, pp.2039-2045.
10. Aubele, T., (2012) Androgen influence on prefrontal dopamine systems in adult male rats: localization of

cognate intracellular receptors in medial prefrontal projections to the ventral tegmental area and effects of gonadectomy and hormone replacement on glutamate-stimulated extracellular dopamine level., Cereb Cortex., Vol.22, No.8, pp.1799-1812.

11. Oota, H., (2004) The evolution and population genetics of the ALDH2 locus: random genetic drift, selection, and low levels of recombination., Ann Hum Genet., Vol.68, No.2, pp.93-109.

12. Henningsson, S., (2009) Possible association between the androgen receptor gene and autism spectrum disorder., Psychoneuroendocrinology, Vol.34, No.5, pp.752-761.

13. Jamain, S., (2003) Mutations of the X-linked genes encoding neuroligins NLGN3 and NLGN4 are associated with autism., Nat Genet., Vol.34, No.1, pp.27-29.

14. Liu, X., (2010) Association of the oxytocin receptor (OXTR) gene polymorphisms with autism spectrum disorder (ASD) in the Japanese population., J. Hum Genet., Vol.55, No.3, pp.137-141.

15. Xu, X., (2009) Association study of promoter polymorphisms at the dopamine transporter gene in Attention Deficit Hyperactivity Disorder., BMC Psychiatry, Vol.9, No.3, pp.1-5.

16. Senqupta, S., (2008) COMT Val108/158Met polymorphism and the modulation of task-oriented behavior in children with ADHD., Neuropsychopharmacology, Vol.33, No.13, pp.3069-3077.

17. Xu, X., (2007) Association study between the monoamine oxidase a gene and attention deficit hyperactivity disorder in Taiwanese samples., BMC Psychiatry, Vol.7, No.10, pp.1-4.

18. 原田正純 (2009)「小児性・胎児性水俣病に関する臨床疫学的研究」『社会関係研究』第14巻, 第1号, 1-66頁.

19. Myers, GJ., (1995) Neurodevelopmental outcomes of Seychellois children sixty-six months after in utero

exposure to methylmercury from a maternal fish diet: pilot study., Neurotoxicology, Vol.16, No.4, pp.639-652.

20. Grandjean, P., (1999) Methylmercury exposure biomarkers as indicators of neurotoxicity in children aged 7 years., Am J Epidemiol., Vol.150, No.3, pp.301-305.
21. Schläwicke, E.K., (2008) Genetic variation in glutathione-related genes and body burden of methylmercury., Envrion Health Perspect., Vol.116, No.6, pp.734-739.
22. Wakefield AJ., (1998) Ileal-lymphoid-nodular hyperplasia, non-specific colitis, and pervasive developmental disorder in children., Lancet, Vol.351, No.9103, pp.637-641.
23. COMMITTEE ON GOVERNMENT REFORM HOUSE OF REPRESENTATIVES., (2000) MERCURY IN MEDICINE-ARE WE TAKING UNNECESSARY RISKS?, ONE HUNDRED SIXTH CONGRESS, SECOND SESSION, pp.1-801.
24. Pichichero, ME., (2002) Mercury concentrations and metabolism in infants receiving vaccines containing thiomersal: a descriptive study., Lancet, Vol.360, No.9347, pp.1737-1741.
25. Harry, GJ., (2004) Mercury concentrations in brain and kidney following ethylmercury, methylmercury and thimerosal administration to neonatal mice., Toxicol Lett., Vol.154, No.3, pp.183-189.
26. Pichichero, ME., (2008) Mercury levels in newborns and infants after receipt of thimerosal-containing vaccines., Pediatrics, Vol.121, No.2, pp.208-214.
27. Makani, S., (2002) Biochemical and molecular basis of thimerosal-induced apoptosis in T cells: a major role of mitochondrial pathway., Genes Immun., Vol.3, No.5, pp.270-278.
28. Baskin, DS., (2003) Thimerosal induces DNA breaks, caspase-3 activation, membrane damage, and cell death in cultured human neurons and fibroblasts., Toxicol Sci., Vol.74, No.2, pp.361-368.

29. 厚生労働省（2009）「保存剤（チメロサール等）が添加されている新型インフルエンザワクチンの使用について」

30. 食品安全委員会化学物質・汚染物質専門調査会鉛ワーキンググループ（2012）「鉛に関する食品健康影響について　1次報告」, p.30.

31. Binns, HJ., (2007) Interpreting and managing blood lead levels of less than 10 microg/dL in children and reducing childhood exposure to lead: recommendations of the Centers for Disease Control and Prevention Advisory Committee on Childhood Lead Poisoning Prevention., Pediatrics, Vol.120, No.5, pp.1285-1298.

32. Canfield, RL., (2003) Intellectual impairment in children with blood lead concentrations below 10 microg per deciliter., N Engl J Med., Vol.348, No.16, pp.1517-1526.

33. Jusko, TA., (2008) Blood lead concentrations < 10 microg/dL and child intelligence at 6 years of age., Environ Health Perspect., Vol.116, No.2, pp.243-248.

34. Miranda, ML., (2007) The relationship between early childhood blood lead levels and performance on end-of-grade tests., Environ Health Perspect., Vol.115, No.8, pp.1242-1247.

35. Schnaas, L., (2006) Reduced intellectual development in children with prenatal lead exposure., Environ Health Perspect., Vol.114, No.5, pp.791-797.

36. Nigg, JT., (2008) Low blood lead levels associated with clinically diagnosed attention-deficit/hyperactivity disorder and mediated by weak cognitive control., Biol Psychiatry., Vol.63, No.3, pp.325-331.

37. Wang HL., (2008) Case-control study of blood lead levels and attention deficit hyperactivity disorder in Chinese children., Environ Health Perspect., Vol.116, No.10, pp.1401-1406.

38. キャリン・セルーシ（著）大森隆史（監修）（2012）『食事療法で自閉症が完治!!』コスモ21

39. ジュリー・マシューズ（著）大森隆史（監修）（2012）『発達障害の子どもが変わる食事』青春出版社

40. Patrick L., (2002) Mercury toxicity and antioxidants: Part 1: role of glutathione and alpha-lipoic acid in the treatment of mercury toxicity., Altern Med Rev., Vol.7, No.6, pp.456-471.

THE SOUND OF SILENCE

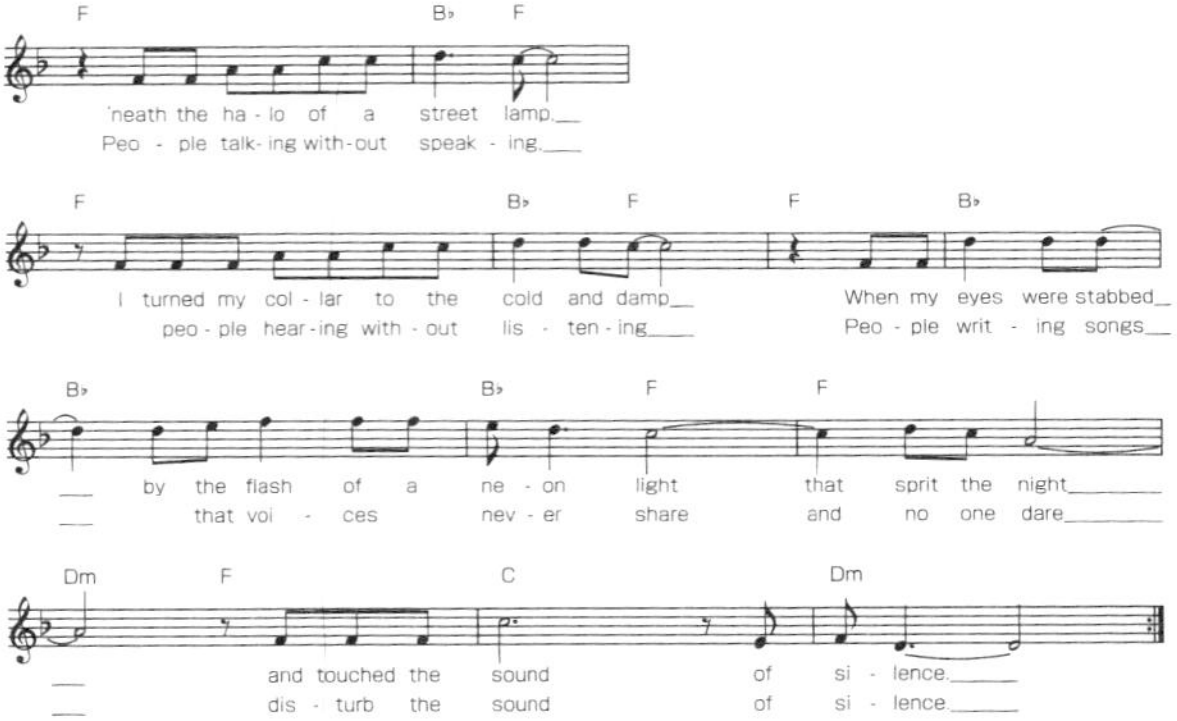
F B♭ F
'neath the ha - lo of a street lamp.__
Peo - ple talk- ing with-out speak - ing.___
F B♭ F F B♭
I turned my col - lar to the cold and damp__ When my eyes were stabbed__
peo - ple hear - ing with - out lis - ten - ing___ Peo - ple writ - ing songs__
B♭ B♭ F F
__ by the flash of a ne - on light that sprit the night______
__ that voi - ces nev - er share and no one dare______
Dm F C Dm
__ and touched the sound of si - lence.____
__ dis - turb the sound of si - lence.____

BRIDGE OVER TROUBLED WATER

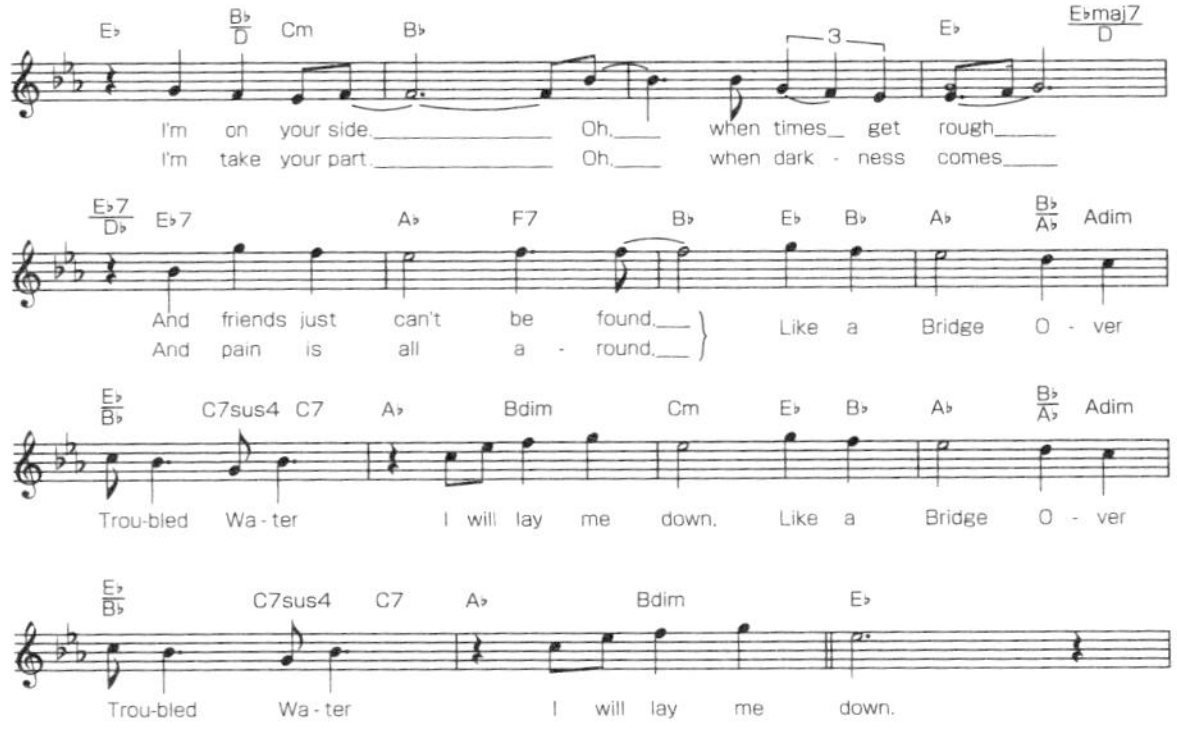
E♭ B♭/D Cm B♭ 3 E♭ E♭maj7/D
I'm on your side.______________ Oh.____ when times__ get rough_____
I'm take your part______________ Oh.____ when dark - ness comes_____
E♭7/D♭ E♭7 A♭ F7 B♭ E♭ B♭ A♭ B♭/A♭ Adim
And friends just can't be found.___
And pain is all a - round.___
Like a Bridge O - ver
E♭/B♭ C7sus4 C7 A♭ Bdim Cm E♭ B♭ A♭ B♭/A♭ Adim
Trou-bled Wa - ter I will lay me down. Like a Bridge O - ver
E♭/B♭ C7sus4 C7 A♭ Bdim E♭
Trou-bled Wa - ter I will lay me down.

幻冬舎新書 355

発達障害を治す

二〇一四年九月三十日 第一刷発行
二〇一五年七月 十 日 第二刷発行

著者 大森隆史

発行人 見城 徹
編集人 志儀保博
発行所 株式会社 幻冬舎
〒一五一-〇〇五一 東京都渋谷区千駄ヶ谷四-九-七
電話 〇三-五四一一-六二一一(編集)
〇三-五四一一-六二二二(営業)
振替 〇〇一二〇-八-七六七六四三
ブックデザイン 鈴木成一デザイン室
印刷・製本所 株式会社 光邦

Printed in Japan ISBN978-4-344-98356-4 C0295
お-20-1

幻冬舎ホームページアドレス http://www.gentosha.co.jp/
*この本に関するご意見・ご感想をメールでお寄せいただく場合は、comment@gentosha.co.jp まで。